U0803635

药物新剂型与制剂新技术

主　编　刘　东　何　宁
副主编　高雷雷　储晓琴　苏　婷

合肥工業大學出版社

图书在版编目(CIP)数据

药物新剂型与制剂新技术/刘东,何宁主编．--合肥:合肥工业大学出版社,2025.8

ISBN 978-7-5650-6518-7

Ⅰ.①药… Ⅱ.①刘… ②何… Ⅲ.①药物-剂型-研究 Ⅳ.①R944

中国国家版本馆 CIP 数据核字(2023)第 217128 号

药物新剂型与制剂新技术

刘 东 何 宁 主编　　　　责任编辑 马成勋

出 版	合肥工业大学出版社	版 次	2025 年 8 月第 1 版
地 址	合肥市屯溪路 193 号	印 次	2025 年 8 月第 1 次印刷
邮 编	230009	开 本	710 毫米×1010 毫米 1/16
电 话	理工图书出版中心:15555129192	印 张	12.25
	营销与储运管理中心:0551-62903198	字 数	226 千字
网 址	press.hfut.edu.cn	印 刷	安徽联众印刷有限公司
E-mail	hfutpress@163.com	发 行	全国新华书店

ISBN 978-7-5650-6518-7　　　　定价:36.00 元

编写委员会

主　任　刘　东　何　宁

副主任　高雷雷　储晓琴　苏　婷

委　员　李　芳　陈艳君　林启焰

廖茂梁　丁　杨　陈　娟

郭　健　丁　琪　夏梦秋

前　言

随着社会的发展和人们生活方式和水平的改变，人们对药物的给药形式和给药方式提出了新的要求。药物制剂是临床中安全、有效、稳定的给药形式，药剂学的研究是一项多学科交叉的系统工程，是涉及处方设计、制备工艺、质量控制、制药设备及临床合理应用等多学科融合的综合性技术科学。随着现代科学技术的发展，药用高分子材料、聚合物递送系统、药物制剂新设备以及生物药剂技术的不断发展和完善，为人类药物新剂型的创新、智能制造和新药开发注入了强有力的技术支撑。近年来，生物医药产业数字化转型升级，国家出台系列政策鼓励创新发展制剂技术和药物释放系统。高端制剂是药物制剂研究的新方向，开发新型制剂、改良型制剂，提高上市药物的安全性、有效性和临床依从性是时代赋予药物制剂工作者的光荣而艰巨的任务，也是药剂学面临的严峻挑战。

本书总结了现有教材的特点，以药物新剂型与新技术为主线，并结合实际工业化生产实践经验和生产控制要点，重组和优选教材的编写内容，力求充分反映新时期药物制剂生产体系与课程教学内容改革的成果。以各种制剂技术为脉络，按照固体分散技术、环糊精包合技术、纳米囊和微球制备技术、微乳与亚微乳制备技术、聚合物胶束制备技术、脂质体制备技术、缓控迟释制剂、经皮给药制剂和靶向给药制剂等章节进行介绍，内容涉及各种剂型的前沿技术、剂型概念与特性、处方设计、质量要求、合理应用，制备工艺、操作规范及其制剂生产设备等。

本书深入浅出地介绍了药物制剂的最新研究成果，结合最新的药物研制相关政策法规和技术要求，提升了本书的新颖性、实用性和可读性，同时又通过案例形式融入课程思政的内容，强化了教材的思政特色。本书不仅可以作为普通高等学校药学专业、药物制剂专业及相关学科的教材，也可以作为从事药物制剂研究、新药研发和管理人员的重要参考书。

本书是在安徽省高校优秀青年人才支持计划重点项目（gxyqZD2020040）的资助下出版，此外，还得到了来自中国药科大学、上海中医药大学、南京中医药大学等诸多学者的大力支持，在此表示感谢！

由于编者水平有限且时间比较仓促，本书所介绍的关于药剂学新理论、新技术和新知识的某些观点可能有所偏颇，也难免存在遗漏和不足之处，恳请各位专家、学者和读者提出宝贵意见。

编　者

2024 年 8 月 25 日

目　录

第一章 绪 论

第一节 药物制剂发展的新机遇

任何药物必须制成适宜的剂型、采用合适的给药方式方可应用至临床，以满足诊疗以及预防疾病的需求。以药物剂型作为药物传递手段和递送系统，力求将适宜药量的药物有效地传递到体内或病灶部位以实现疗效的提高以及药物不良反应的降低。一直以来，科学技术不断更新，各学科互相交叉渗透，极大地促进了现代药剂学的发展，并形成了物理药剂学、生物药剂学、工业药剂学、药用高分子材料学等重要分支学科。药剂学发展已成为满足临床治疗和预防保健的综合应用学科，随着新辅料、新材料以及新型制药设备的出现和革新，药物新剂型与新技术也取得了长足的进步。

第一代药物剂型，即传统药物制剂，仅仅是简单炮制加工而成的膏丹丸散，依用途可分为口服与外用。20 世纪 50 年代以来，随着临床用药的需求、给药途径的扩大以及工业自动化程度的提高，第二代药物剂型应运而生，即片剂、注射剂、胶囊剂与气雾剂等。之后发展到第三代药物剂型，包括缓释、控释剂型等，其药物作用效果高度关联体内药物浓度而与给药时间无关，无须频繁给药，具有在较长时间内维持体内药物有效浓度的优点。第四代药物剂型是更加智能化的靶向给药系统，可使药物特异性地富集于靶组织、靶器官、靶细胞、靶细胞内特定部位，极大地降低了全身毒副作用，提高了疗效。第五代药物剂型是脉冲式给药系统、自调式给药系统，其可根据时辰生物学技术获得的反馈信息自动调节释放药量，在发病高峰时期在体内自动释药，以满足给药时机与生理节律一致。

虽然当前各种新型的药物剂型、制药技术工艺不断推陈出新，但在药物治疗的临床实践中，常规的片剂、胶囊剂、注射剂以及软膏剂等仍是主要用药剂型，并且在接下来很长的一段时间，这些常规剂型还将继续起着主导的作用。因此，各种常规剂型的制备技术和生产工艺及设备的更新迭代，仍是当前药剂学研究的重点方向。研究者们也积极利用现有的科学技术，不断开发生产设备的新技术、新工艺，提升常规剂型工艺生产水平以及改善制剂质量。比如，注射剂型的发展，研究者在其处方设计、混合溶剂的优化、新型附加剂的选择和新工艺技术的研究开发方面取得了重要成果。塑料安瓿瓶和一次性无毒聚氯乙烯输液袋的临床应用，大大降低了玻璃安瓿与输液瓶潜在的临床安全局限。生产检测设备、包装工艺等也有重要进展，层流式高效空气滤过净化器、全自动高压蒸汽灭菌设备、辐射灭菌设备、静电滤过灭菌设备、注射剂全自动洗瓶灭菌机、磁力控制自动安瓿真空灌封机、印字、装盒、贴签、包装联动机，自动光电安瓿检查机和微粒分析仪设备的使用，机械化程度高劳动强度小，生产效率和产品质量进一步得到了改善。

当前药剂学的发展前沿是各种新型药物传输系统的研究开发，包括第三代剂型的缓控释制剂，第四代剂型的靶向给药制剂，第五代剂型的应答式给药系统等等。显然这些世代追求的精准给药系统研发高度结合了医学、化学物理、数学和计算机与工程学原理等相关学科技术和成果，以期能够实现临床药物定时、定量、定向、可控给药。20 世纪 90 年代以来，得益于生物化学、分子生物学、细胞信息与调控学、药物分子设计学、纳米材料学、生物医学工程学等学科的飞速进步，药物剂型和制剂研究进入了药物递送系统时代。研究者们运用先进技术手段获得更加翔实客观的数据，来客观解析药物制剂的体外各种生物学数据。比如体外药物溶出与释放行为，体内药物在人体吸收、分布、代谢和排泄（ADME）过程中的药物代谢、转运及药物相互作用的相关特性等。研究者们还利用现有检测分析技术手段和高端设备，通过综合组织、器官和细胞的生理特点与分子药理学的作用规律，探讨多功能剂型的构建以及作用机制的内在联系，并针对性地探索了药物在病灶、病变细胞的高效富集和主动递送途径。总之，21 世纪药剂学所研究的药物制剂已从常规的非特异性给药发展到强目的性的特异性给药方式，药物传递系统已进入细胞水平和分子水平研究时代。

应用于临床的药物必须制成一定药物剂型，任何药物制剂的成品都是通过一定的制备工艺和生产技术，才能制备得到。随着制药工程和机械制造水平越来越发达，新的生产工艺和仪器设备推陈出新，常规药物剂型的生产实现了自动化。通过造粒技术革新，推出流化床造粒机、干式造粒机、高速搅拌造粒机、切割搅拌造粒机、喷雾造粒机，进一步提升了颗粒剂和片剂的造粒质量和产量。通过对高速压片机动力学分析及力的优化、微电脑控制系统设计的不断优化，片剂生产效率得到大幅提高。在包衣技术方面，不仅仅局限于常规包衣，还将其应用在缓控释、靶向给药系统的制备。可全自动化电脑程序控制的包衣锅包衣、流化床包衣和薄膜包衣，使包衣制剂的溶出度和生物利用度可实现量化控制，包衣质量大为改善。采用孔塞式充填、间接式运转、变频调速的高速胶囊填充机推动了胶囊领域的快速发展，提高了胶囊剂生产效率、产量、安全性、准确性。由于高速胶囊填充机自动化和智能化程度高，使其能够生产出肠溶、双层、直肠、阴道用、骨架、缓释胶囊等非常规品种。目前微乳化技术、包合技术、微型包囊或微型成球技术、经皮给药技术、纳米技术、脂质体技术等都是缓释和控释给药系统、靶向给药系统等研究开发的基础。

制剂辅料是药物制剂除活性药物外必不可少的组成部分，是制剂剂型的成型性、有效性、稳定性、安全性等物质基础。聚乙烯醇、聚维酮、羟丙基甲基纤维素作为黏合剂，可形成生物溶蚀性骨架。低取代羟丙基纤维素、羧甲基淀粉钠、交联聚维酮等作为崩解剂，可加速片剂崩解和溶出。具有助流、助崩、黏合等多种功能的可压性淀粉，可作为全粉末压片的黏合剂，对提高片剂的硬度、崩解度及溶出度等具有明显效果。具有黏合和吸水膨胀助溶等作用的微晶纤维素的质量改善，流动性好和抗结性好的高纯药用微粉硅胶的开发，推动了我国粉末直接压片技术的迅速成熟。新时代的速效制剂、黏膜给药制剂、缓控释制剂和靶向制剂之所以能够精准给药，均要通过相应的功能性辅料来实现。整体而言，特别是我国一致性评价以及高端制剂国家政策的大力支持，制药行业的制剂水平得到了迅猛发展，口服胰岛素、RNA 疫苗递药系统、微球制剂的产业化极大地激发了制药行业对制剂技术提高的热情，释药系统的研究与开发已经进入快速高质量发展赛道。在新型释药系统的制备工艺、辅料供应、体内外质量评价、临床优势研究等各方面均有长足的进步，靶向高效低毒特性的创新制剂由于其显著的竞争优势越来越受到业界的认可。

医药产业被誉为永不落幕的朝阳产业，在 2020 年，全球医药市场规模达到 12988 亿美元。据弗若斯特沙利文数据统计，预计到 2025 年全球医药市场规模将达到 17114 亿美元，增长速率依然可观。目前，在世界医药市场中，拥有重磅药物的企业依然具有很强的话语权，但开发新化学实体药物需要高投入，且风险很高，很多企业都无法承担研发失败带来的风险。随着制剂水平的提高，创新制剂的开发风险更小，且能延长重磅药物的产品独占权，具有显著的市场竞争优势。目前，很多药企开始青睐和重视新型给药模式。高端药物制剂的研究与开发已经开始走进新药研发的舞台，将迎来药物制剂发展的新机遇，成为极具影响力的新兴产业。

第二节　制剂创新的范畴

从目前医药科技发展态势来看，药物制剂将继续在缓控释制剂、透皮给药系统、靶向给药系统、脉冲式/自调式给药系统等领域深耕。此外，中药与新型剂型和技术结合，也将有更为广阔的研究空间和应用前景。

口服缓释给药系统将打破当前的诸多技术瓶颈和应用限制，将有大量确有疗效的临床药物可借鉴缓释技术，依据临床疾病特点以及临床患者服药的习惯，以此改善药物的顺从性以及临床治疗效果。由于研究者们对药物的药理作用机制的深入探索以及制药工程的技术革新，许多技术难题被攻破，给药系统的设计得以实现。许多临床药物具有首过效应、水溶性差的特点，将其加工制成片剂或胶囊剂存在给药剂量过大、服用不便等问题，研究者们采用缓释制剂技术来解决上述问题已有大量的文献报道。缓释药物剂型也适合半衰期很短或很长的药物的给药。如5-氟尿嘧啶是经典抗肿瘤药物，水溶性差，利用药物共晶制剂技术，制备具有抗肿瘤活性的水溶性烟酰胺为前驱体的5-氟尿嘧啶药物共晶药物制剂，再与熔融的硬脂醇混匀。采用羟丙甲纤维素胶浆为黏合剂、硬脂酸镁为润滑剂，将共晶药物制剂压片，其体外药物释放度数据显示，自30min测定，药物呈逐步释放，于420min时释放完全，缓释效果良好。

口服定速释放给药系统，是目前已批准临床使用和文献报道中大部分药物控释制剂的主要类型。常用的制剂技术有膜控释技术、骨架控释技术、离子交换树脂技术、包衣技术和渗透泵技术。目前新兴的多层渗透泵片技术和树脂包衣结合渗透泵技术等，引起了越来越多研究者的兴趣。在硬胶囊或软胶囊内填充亲脂性载体的双重控释基质以期能够定速控释药物，此研究方向也为控释剂型提供了新思路。阿克他利（Actarit）为抗风湿性药物，无明显的抗炎作用，但具有免疫调节作用，对迟发型超敏反应有抑制作用，激活T淋巴细胞，阻止变态反应发生。将阿克他利制备成双层渗透片，能够克服普通片半衰期短、血浆浓度波动大等缺点，比格犬体内释药实验结果显示，阿克他利双层渗透片在前10h可实现药物恒速释放，且药物半衰期达普通片的两倍。

口服定位释放给药系统，是一种在胃肠道适宜部位实现较长时间停留，并定位释放一定量药物，以增强局部治疗作用、增加特殊吸收部位对药物吸收为目标的一类制剂技术。胃内滞留给药系统是利用一些高黏性的亲水凝胶和相对密度小的蜡质等混合材料，使药物制剂在胃内滞留时间延长并恒速释药，主要有胃内漂浮系统、胃内膨胀系统和胃内渗透压控释系统。目前此类制剂受人体生理因素影响较大，仍处于临床研究阶段。

结肠定位释药系统是近年来研究较多的定位释放技术，通过有效利用结肠的生理特征，能够增加药物在全肠道的吸收，以及避免蛋白质、多肽等药物口服后在胃肠道被胃酸或肠道某些蛋白酶破坏，从而提高生物利用度，该释药系统对结肠疾病的治疗有重要意义。典型的定位技术有时滞型释药、pH

敏感型释药、酶解型释药、压力依赖型释药等，比如利用结肠高 pH 值的生理条件去溶解适宜高分子包衣材料，或利用结肠特殊酶或正常菌落分解天然高分子材料如 α-淀粉、胶体果胶等。青藤碱具有镇痛、抗炎、免疫抑制、心脑血管保护等药理作用，是一种抗风湿的特效药，但其水溶性差以及体内代谢速率快，临床应用受限。通过优化半透膜、填充剂、渗透剂等制剂配方，研制出的新型盐酸青藤碱肠定位渗透泵胶囊，其青藤碱可完全释放，符合零级动力学特征。新型肠定位渗透泵胶囊能够控制盐酸青藤碱在肠道释放，有效维持血药浓度，延长半衰期。这类肠定位技术和渗透泵技术相结合的新型控释系统，是一种有效避免胃部刺激的给药策略。

口服定时释放给药系统，是根据时间药理学以及时辰药动学原理，定时释放有效剂量药物的新型给药系统。它是针对某些疾病的生物时间节律特点，研究在给药后可在特定发作时间释放需要量药物的制剂，比如可以采用控制高分子材料的溶蚀速度使得药物在预定时间释出，以提高病人治疗的顺应性。右佐匹克隆主要被用于治疗失眠。分别以羟丙甲纤维素作为溶胀层包衣材料，以乙基纤维素水分散体作为控释层包衣材料，采用高效包衣机制备右佐匹克隆定时释放片和定时释放技术将右佐匹克隆制成两次释放制剂。第一次是服药后立即释放，第二次是服药后 3～4h 释放，从而使患者达到尽快入睡和维持 6h 以上睡眠双重要求，从而改善普通制剂的不足。

透皮给药系统，是继口服、注射之后的第三大给药系统，是一种非侵入式药物递送系统，具有避免肝脏首过效应、药物不受胃肠道内容物影响、有利的药代动力学特征和缓释特性，可满足需要频繁治疗或长期治疗的疾病的给药需求。目前的研究主要集中在疼痛控制、心血管和中枢神经系统等疾病治疗方面，技术攻坚主要集中在增加透皮速率和增加药物透皮量上。研发新的透皮促渗剂和新的透皮给药载体将是未来一定时期的研究热点。

透皮给药系统在早期发展阶段仅适用于低分子量的、亲脂性和低剂量有效的药物。但一直以来不断地改进技术方法，通过采用适宜吸收促渗剂，以及离子电疗法、空化超声、微针、热消融和微晶技术等方法，来提高药物的经皮渗透率，不仅能够广泛地输送小分子药物，还能够输送大分子药物和疫苗。研发功能性辅料——吸收促渗剂，是改善活性药物吸收的主要手段之一。化学促渗剂种类丰富，主要有亚砜及其类似物、表面活性剂类、吡咯酮类、脂肪酸类、天然促渗剂等。常用的有二甲亚砜、氮酮、亚油酸、尿素、Q-吡咯烷酮、丙二醇、薄荷醇等。化学促渗剂也存在易引起皮肤过敏等潜在风险。当前研究者们又聚焦于研发毒性低、促渗范围广、生物相容性良好的生物促渗剂，主要有促渗肽、脂质代谢调节剂、氨基酸衍生物和神经酰胺及其类似物，但对它们的相关成药性、安全性等问题仍了解有限。

经皮给药常用载体有纳米粒、脂质体、微海绵、醇质体等。比如采用薄膜蒸发高压微射流法制成紫杉醇纳米脂质体凝胶制剂，制备工艺优化数据：卵磷脂的含量为2%，药物与磷脂质量比为1∶30，磷脂与胆固醇的质量比为10∶1，离体透皮吸收研究结果显示该制剂透皮效果良好，并可能基于紫杉醇包封于磷脂双分子层内减慢了药物进入释放介质的速度，能够24h内释药平稳，具有缓释作用。

靶向给药系统是20世纪后期医药学中的一个热门领域。对多种靶向给药系统的靶向机制、制备方法、特性、体内分布和代谢规律等都有了较为清楚的认识。纳米靶向给药系统的靶向策略，主要包括被动靶向、主动靶向和响应肿瘤微环境的靶向。

被动靶向是基于肿瘤组织的脉管系统破损，渗漏增加且缺少有效的淋巴回流，产生增强的渗透和滞留（Enhanced Permeability and Retention，EPR）效应，尺寸极小的纳米载体可以通过EPR效应被动靶向到肿瘤组织。除了肿瘤之外，对于一些具有大量紊乱的新生血管、高渗透内皮组织的疾病，如感染、炎症等，药物都能通过EPR效应被动靶向至这些疾病部位。而药物载体在血液循环中的时间越长，通过EPR效应被动靶向到疾病部位的药量才可能越多。因此，为了延长纳米载体在体内的作用时间，通常将载体设计为亲水性表面，使其能通过电荷屏蔽、空间位阻或模拟内源性物质等方式，避免调理素的识别以及RES系统的吞噬，实现体内长循环。常用的被动靶向载体材料包括合成聚合物（如聚乙二醇）、改性的天然聚合物（如多糖、多肽）以及仿生材料（如人血清白蛋白、脂蛋白）。粉防乙碱是一种多用途的生物碱，有很多药理作用。肺部给药可以治疗硅肺，但有极大的毒副作用，而采用薄膜分散法将其制成脂质体剂型，可以降低毒副作用且降低肺动脉高压。

主动靶向是借助配体与靶细胞表面过度表达的受体之间的高度亲和力，选择性地将药物输送至特定部位发挥作用。与被动靶向相比，主动靶向能提高特异靶向性，减少对正常组织的伤害。常见的主动靶向配体包括蛋白、核酸适体、肽、糖或多糖以及小分子等。比如通过热分解法制备出高磁学性能的锰锌铁氧体磁性纳米晶（Magnetic nanocrystals，MNCs），在其表面包覆上PEG化磷脂分子，得到MNCs@PEG；进一步在其表面磷脂的PEG链末端偶联上能够特异性靶向肿瘤新生血管内皮细胞的RGD多肽分子，得到MNCs@RGD；最后将抗肿瘤药物紫杉醇（Paclitaxel，PTX）包封在MNCs@RGD表面的磷脂疏水层内，得到具有载药性能的MNCs@PTX@RGD；并以小鼠乳腺癌细胞4T1实体瘤为模型进行MNCs@PEG、MNCs@RGD、MNCs@PTX@RGD磁致热疗，实现了从被动靶向的磁致热疗到主动靶向的磁致热疗到化疗-磁致热疗的联合治疗，不断提高磁致热疗疗效。

响应肿瘤微环境的靶向，相比于被动靶向和主动靶向，除了都能促进药物在疾病组织的富集，而且能很好地控制药物的释放，将刺激-响应的策略引入载体材料中，在疾病组织或细胞内触发或控制药物的释放，对于提高载体的递送效率及药物治疗的有效性都有很大的帮助。与正常组织相比，肿瘤组织具有大量紊乱的血管、代谢物无法顺利排出造成的酸性缺氧环境、不正常的温度以及高度表达的酶。因此，研究者们设计了各种针对肿瘤微环境响应的载体材料用于提高抗肿瘤药物的靶向性和改善肿瘤成像的灵敏度，包括 pH 响应、温度响应、酶响应、氧化还原响应等。

载体材料是纳米给药系统的基础，载体的各种功能取决于载体材料的设计，构思巧妙、设计合理的载体材料能使载体将药物安全高效地递送至靶部位，从而减少对正常组织的毒性，提高药物的治疗指数。常见的载体，包括脂质体、微/纳米粒、微/纳米乳、胶束、外泌体、多肽、抗体等。将药物通过与单克隆抗体交联，或对药物进行不影响疗效的化学结构修饰等方法制成具有靶向作用的前体药物是目前靶向给药系统的重要研究思路，如将药物与氮甲基四氢吡啶交联后，容易透过血脑屏障达到脑靶向分布目的；将药物与“核输入顺序”的小肽交联可以使药物顺利穿过核膜孔，达到细胞核内靶向分布的效果；将药物与磷酸、亲脂性长链脂、醇及亲水性糖缩合而成的磷酸三酯类化合物是一种新型的药物载体，它可携带药物如核苷穿透亲脂性的生物膜进入细胞。

应答式给药系统是一种能根据生理或病理需要释放相应药量的系统，即也称应答式释药系统，包括脉冲式释药系统（开环体系）和自调式释药系统（闭环系统）。

脉冲给药系统，是给药后经过一定时间后，药物能够单次或多次迅速释放的新型给药系统。其主要通过新材料和新工艺的应用使药物释放具有一定的时滞性以及时滞后快速释药的特点。因此，对于具有明显的周期性疾病，如易在夜间或凌晨发作，病人可以在睡前服药，而药物则可以延迟至疾病发作高峰期快速释放，以达到及时预防的目的。将格列吡嗪速释微丸与羟丙甲纤维素和乙基纤维素分别包衣的微丸按一定比例混合制成双脉冲制剂，可实现在 30min 和 6～8h 的两次释放。以 6%羧甲基纤维素钠，70%泊洛沙姆，12% PEG400，12% PEG6000 作为中空栓剂的基质，以茶碱- PVP 固体分散体作为中心药物，制成茶碱脉冲栓剂，体外释药时滞为 4h，滞后迅速释药，该制剂有良好的脉冲释药效果。

自调试释药系统是一种生物体的信息自动调节药物释放量的给药系统。其释药速率控制机制就目前来说主要有 pH 敏感型、温度感应型、血糖感应型、磁场感应型、溶解度控制释放型、分子识别型给药系统等等。有研究者制成含伴刀豆球蛋白A（conA）和有生理活性的糖基化胰岛素（G-胰岛素）的疏水性微囊。当血糖浓度低时，此疏水性微囊中G-胰岛素被束缚在conA蛋白上，不能扩散到微囊外的血液中；当血糖浓度偏高时，葡萄糖进入胶囊，与G-胰岛素竞争结合conA，从而G-胰岛素被替换下来进入血液发挥药效；当血糖水平下降时，又会抑制这一取代反应，使G-胰岛素停止释放。

我国中医药发展历史悠久，现今以中药为活性成分研究开发的各种中药药物新制剂层出不穷，将在今后长期大有可为。中药缓控释制剂，已成为中药制剂领域的研究热点，以缓释片、缓释胶囊、微囊微球及凝胶剂等剂型研究较多。比如考虑银杏叶总黄酮中既有苷和苷元，又有其他难溶性成分，因此将其制成双层渗透泵控释片，经处方优化后克服了不同溶解度的有效部位释放不完全的问题。又如以水飞蓟素为药物模型，制备新型水飞蓟素微孔渗透泵片，能在12h内同步释放5种活性成分，体现较好的缓释性能。中药透皮给药系统，可避免口服给药产生的肝脏首过效应，提高药物的生物利用度、减少药物对胃肠道的刺激同时提高患者的顺应性，以其显著的疗效和用药安全、方便等独特的优势日益受到患者的青睐及研发人员的重视。采用溶剂置换法制备藤黄山竹果（*Garcinia mangostana Linn*，GML）提取物纳米粒，考察其经毛囊的透皮吸收效率。结果表明，GML纳米粒在水性和油性基质中的透皮吸收效率明显提高。其中GML纳米粒油膏能更有效地进入豚鼠耳部皮肤的毛囊提高药物吸收。中药靶向给药系统，具有药理活性专一、不良反应小、生物利用度高等特点，为疑难杂症的治疗提供了新的思路。采用浓缩均质法和磷脂复合物法制成去甲斑蝥素脂质微球，药物包封率达80%以上，稳定性明显提高，药物在肝、脾、肺中的分布显著增加，而在肾脏中的分布略有减少，说明脂质微球的应用可提高靶向性，降低肾毒性。以壳聚糖为载体，采用乳化-化学交联法制成甲斑蝥素壳聚糖微球，用于肝动脉栓塞治疗的研究结果显示，给药组兔VX2肝癌的肿瘤体积、生长曲线在观察期内受到抑制，说明去甲斑蝥素壳聚糖肝动脉栓塞微球对兔VX2肝癌有一定的治疗作用。同时，微球可减小药物的不良反应，延长释药时间，降低给药频率。

第三节　制剂创新发展的挑战

设计理想的药物剂型或制剂，涉及的因素很多，包括药物本身的理化性质和稳定性、辅料的理化性质和稳定性、药物和辅料混合后的理化性质和稳定性的变化等。还要考虑体内吸收问题，体外溶出和体内吸收的相关性问题，因此对物料的理化性质研究常常是处方设计中的一项重要内容，例如药物的晶型、粒径的大小、粉体的流动性等因素都会直接影响到药物的体外溶出和体内吸收。另外在处方设计中，选用哪些辅料，确定什么样的配比，采用何种工艺，影响因素较多，较复杂。基于质量源于设计的药物制剂开发理念，如何设计试验空间，采用适宜的高效试验设计方法，获得理想的药物制剂工艺和最佳制剂处方，辨识关键工艺参数以及关键质量属性，是药物制剂研究以及产业化开发过程中经常面临和必须考量的研究内容。已有多种数学方法应用于制剂处方设计工作，如正交设计、均匀设计、析因设计以及体外释放和体内吸收曲线的数学拟合模型等。这些数学方法的应用，在减少盲目性，增强科学性，提高工作效率等方面取得了满意效果，大大促进了药剂学发展。

当前药物制剂新剂型和新技术呈井喷式发展，但是大多数新制剂和新技术仍处于临床前或临床研究阶段，鲜有被美国的食品药品监督管理局（Food and Drug Administration，FDA）批准转化上市进入到临床使用。目前，如火如荼的靶向给药系统（Trargeting drug delivery system，TDDS）研究成果在生产和临床上的应用还存在不少问题，如存在载药量小的问题、稳定性差的问题、体内代谢动力学模型问题、TDDS的质量评价项目和标准问题、体内生理作用问题等，这些都是脂质体、微球/囊、纳米粒/囊等胶体型靶向给药系统需要研究解决的关键科学问题。现阶段脉冲释药制剂充其量是单次或两次脉冲释放剂型，只能满足部分昼夜节律疾病的治疗需要。与真正意义上的定时定量地按需释药还有不小的差距。因此，脉冲给药系统研究领域的研究者有必要放开思路，将脉冲释放制剂的水平发展到更高的层次。最近发展的“定时药理学”药物输送技术将是脉冲释药系统研究的新思路，这项技术是最早由麻省理工学院提出并研究开发，将精确数量的药物置于非常明确的物质环境中按几个区域分配在基质上，每个区域按预定的时间将特定的药物释放。这种新系统能通过控制给药时间、数量和释放顺序使血药水平接近疾病治疗所需的程度。

总之，药物新剂型、新技术的研究开发，在提高制剂质量、治疗效果以及用药安全等方面取得了令人可喜的成绩，相信今后将会有越来越多的新剂型、新制剂、新技术不断被开发、被转化，使药物剂型研究更上一层楼。

参考文献

[1] 陆彬．药物新剂型与新技术：第2版．[M]．北京：人民卫生出版社，2005.

[2] 曹德英，王静．药物剂型与制剂设计 [M]．北京：化学工业出版社，2009.

[3] 高申，钟延强．现代药物新剂型新技术 [M]．北京：人民军医出版

社，2006.

[4] 梁欢欢，曹晔，李双双，等．口服缓控释制剂研究进展［J］．军事医学，2021，45（12）：945－949.

[5] 韩佳琦，刘哲鹏．经皮给药系统的研究进展［J］．生物医学工程学进展，2022，43（1）：24－21.

[6] 张宁，张华．靶向给药系统研究进展［J］．辽宁中医药大学学报，2017，19（02）：218－223.

[7] 白立鼎，张晓雨，彭雁飞，等．中药及其有效成分靶向肿瘤微环境的研究进展［J］．中华中医药杂志，2022，37（2）：906－910.

[8] 王雄飞，王洁敏，孙奥琪，等．脉冲给药系统的释药机制及其剂型在药剂学的研究进展［J］．中国新药杂志，2016，25（6）：664－667.

[9] 董玉洁，蒋沅岐，陈金鹏，等．中药缓控释制剂的研究进展［J］．中草药，2021，52（8）：2465－2472.

第二章　固体分散技术

第一节　概　述

固体分散体（Solid Dispersion，SD）是指药物以分子、无定型、微晶态等高度分散状态均匀分散在适宜载体中形成的一种固态物质，又称固体分散物。将药物均匀分散于固体载体的技术称固体分散技术（Solid dispersion technology）。

固体分散体是一种制剂中间体，可通过添加适宜的辅料并通过适宜的制剂工艺进一步制成片剂、胶囊剂、微丸、颗粒剂、滴丸剂等。如采用溶剂挥发法将欧前胡素（Imperatorin，IMP）制备成固体分散体（IMP-SD），与原料药相比，口服生物利用度提高至2.03倍。但IMP具有一定的毒性，固体分散体的快速释药使其血药浓度波动较大，容易加剧毒副作用，为提高其安全性，采用羟丙甲纤维素K15M为凝胶骨架缓释片的缓释材料，聚乙二醇（Polyethylene glycol，PEG）类物质（PEG 400和PEG 4000混合物）作为释药速率调节剂，将IMP-SD进一步制备成凝胶骨架缓释片（IMP-SD-HMSRT），药动学结果显示IMP-SD-HMSRT的C_{max}波动小，t_{max}延长，与欧前胡素普通片相比IMP-SD-HMSRT的相对生物利用度提高至219.76%。

固体分散体的主要特点有：①增加难溶性药物的溶出度和溶出速率。将难溶性药物制成固体分散体，药物以分子、胶态、无定型或微晶等状态高度分散于载体中，可增加药物的溶出速率，从而提高药物口服吸收和生物利用度。②可延缓和控制药物释放。药物的释放很大程度上取决于载体材料的性质，难溶性药物以速释为目的时，所用载体以水溶性材料为宜，如果以缓释或肠溶为目的时，可适当使用难溶性或肠溶性高分子材料。③液体药物固态化。将液态药物制备成固体分散体，便于进一步加工成型及储存。④提高药物的稳定性。利用载体的包蔽作用，可延缓药物的水解和氧化。⑤掩盖药物的不良气味和刺激性。

固体分散体存在的主要缺点：①载药量小。往往需要大量的载体材料才能达到理想的溶出效果，因此不适用于剂量较大的难溶性药物。②物理稳定性差。药物在载体中高度分散的状态使其有可能自发聚集成晶核，微晶逐渐生长成晶粒，亚稳态（无定型）可转化成稳定晶型，稳定性较差，贮藏过久容易产生老化现象。③工业化生产困难。固体分散体往往在高温或大量使用有机溶剂的情况下生产，操作过程比较复杂，影响质量的关键环节比较多。

由于开发难度大，目前 FDA 批准上市的固体分散体药物仅有 30 余个，其中重磅药物包括瑞士诺华公司的抗真菌药灰黄霉素、美国礼莱公司的抗焦虑药大麻隆、瑞士罗氏公司的抗病毒药沙奎那韦、日本藤泽药业的免疫抑制药他克莫司等。国内利用固体分散技术生产且已上市的产品有联苯双酯丸、复方炔诺孕酮丸、尼群地平片、银杏分散片等。

第二节　常用载体材料

多数情况下，载体材料是固体分散体处方中的主要组成部分，药物的分散程度和溶出速率在很大程度上取决于所应用载体的特性。载体材料应符合以下条件：①无毒、无致癌性；②化学稳定性好，不与药物发生化学反应，不影响主药的化学稳定性，不影响药物药效与含量测定；③能使药物得到最佳分散状态或缓释效果；④具有适宜的理化性质，易于制备固体分散体；⑤价廉易得。常用的载体材料分为水溶性、难溶性和肠溶性 3 大类，可根据要求选择适宜的载体，也可几种载体材料联合应用，以达到要求的释药速率。

一、水溶性载体材料

水溶性载体材料包括常用水溶性高分子聚合物、表面活性剂、有机酸、糖类和纤维素衍生物等。

1. 聚乙二醇类（Polyethylene glycol，PEG）

聚乙二醇类具有较好的水溶性（1∶2～1∶3），是最常用的水溶性载体材料，一般选用相对分子质量在 1000～20000 的 PEG 作为固体分散体载体，最常用的型号是 PEG 4000 和 PEG 6000，相对分子质量分别为 3400～4200 和 5400～7800，常温下为蜡状固体，熔点分别为 50～54℃和 53～58℃。由于熔点较低，适宜用熔融法制备固体分散体。由于 PEG 溶于乙醇等多种有机溶剂，亦可采用溶剂法制备固体分散体。油类药物宜使用相对分子质量较高的 PEG，如 PEG 12000 或 PEG 6000 与 PEG 20000 的混合物。药物与 PEG 的比例是影响药物分散性质的重要因素。以熔融法制备载药 PEG 固体分散体时，熔融状态 PEG 分子的两列平行的螺旋状链展开，小分子质量的药物进入载体的卷曲链中形成分子水平的分散。当药物分子与载体分子大小相近时，药物分子可代替 PEG 分子进入其晶体结构，生成固态溶液或玻璃溶液。若药物比例过高，在分散体中形成小结晶，同时 PEG 对结晶的抑制作用有限，不再以分子状态分散，因此溶出度的提高受到限制。另外，PEG 中药物的分散性质还与 PEG 的聚合度有关。有研究表明，药物从 PEG 分散物中溶出速率主要受 PEG 分子量的影响，一般随 PEG 分子量增大，药物溶出速度降低。

2. 聚维酮类（Polyvidone，PVP）

化学名为聚乙烯吡咯烷酮，为无定形高分子聚合物，无毒，易溶于水和多种有机溶剂。熔点较高，对热稳定，故不宜采用熔融法，而应采用溶剂法制备固体分散物。用溶剂法制备固体分散体时，由于氢键或络合作用，对许多药物有较强的抑制晶核形成和成长作用，用 PVP 制成固体分散体，其体外溶出度有明显提高，在体内起效快，生物利用度有显著改善。但 PVP 具有很强的吸湿性，制成的固体分散体对水的稳定性差，贮存过程中易吸湿而析出药物结晶。固体分散体制备中常用规格有 PVP K15（M_w 8000）、PVP K30（M_w 50000）及 PVP K90（M_w 1000000）等，其中 PVP K30 较常用。

3. 表面活性剂类

常用水溶性表面活性剂材料包括泊洛沙姆类、卖泽类、聚氧乙烯蓖麻油类等。这些材料中大多含聚氧乙烯基，其特点是溶于水或有机溶剂，载药量大，在蒸发过程中可阻滞药物产生结晶，是较理想的速释载体材料。表面活性剂类可与其他载体联用，以增加药物的润湿性或溶解性，提高溶出速率。

4. 糖类和醇类

糖类常用的有壳聚糖、右旋糖酐、半乳糖、蔗糖等，醇类有山梨醇、甘露醇、木糖醇等。它们的特点是毒性小，水溶性强，多可降解，生物相容性好，且分子中有多个羟基，可同药物以氢键结合形成固体分散体，适用于剂量小、熔点高的药物，尤以甘露醇为最佳。

5. 有机酸类

常用的有机酸有枸橼酸、琥珀酸、酒石酸、胆酸、去氧胆酸等，多形成低共熔混合物。此类载体材料分子量较小，易溶于水而不溶于有机溶剂。本类载体不适用于对酸敏感的药物。

6. 纤维素类

如羟丙纤维素（HPC）、HPMC 等均可作为固体分散体的载体，主要可使难溶性药物在制剂中以分子态或过饱和态的形式存在，从而提高难溶性药物的生物利用度。它们与药物制成的固体分散体难以研磨，在制备时需加入乳糖、微晶纤维素等加以改善。

二、难溶性载体材料

难溶性载体材料是制备缓释型固体分散体的常用材料，常用的有纤维素衍生物，聚丙烯酸树脂类，脂质类材料等。

1. 纤维素类

常用的材料主要是乙基纤维素（Ethyl Ceuulose，EC）。EC 无毒，无药理活性，不易吸湿，能溶于乙醇、苯、丙酮、三氯甲烷等多种有机溶剂，是一种理想的不溶性载体材料。EC 结构中的羟基能与药物形成氢键，有较大的黏性，作为载体材料其载药量大、稳定性好、不易老化。常加入 HPC、HPMC、PEG、PVP 等水溶性材料做致孔剂用以调节释药速率；也可加入十二烷基硫酸钠（Soldium dodeylsulfate，SDS）等表面活性剂，增加载体润湿能力，调节释药速率。由于 EC 溶于多数有机溶剂，固体分散体常采用溶剂蒸发法制备，将药物与 EC 溶解或分散于乙醇等有机溶剂中，将溶剂蒸发除去后干燥即得。EC 溶解在溶液中呈网状骨架结构，药物以分子状态进入网状骨架结构中，溶剂蒸发后即以分子或微晶状态包埋在 EC 网状骨架中，药物的溶出必须首先通过 EC 的网状骨架，故释放缓慢。以 EC 为载体的固体分散体中药物的释放属于扩散控释，EC 的黏度和用量均影响释药速率。

2. 聚丙烯酸树脂类

聚丙烯酸树脂在国外有 Eudragit E、L、S、RL、RS、NE 等类型，国产聚丙烯酸树脂主要包括Ⅰ、Ⅱ、Ⅲ、Ⅳ等类型。Eudragit E 和聚丙烯酸树脂Ⅳ号在胃液中可溶胀，在肠液中不溶，广泛用于制备缓释固体分散体的材料。此类固体分散体中加入 PEG 或 PVP 等可增加其穿透性，调节释药速率。以此类材料制备固体分散体，一般采用溶剂分散法制备。

3. 脂质类

常用的脂质材料有胆固醇、β-谷甾醇、棕榈酸甘油酯、胆固醇硬脂酸酯及蓖麻油蜡等，均可作为载体制备缓释固体分散体，此类载体熔点低，因此常采用熔融法制备。脂质类载体材料可降低药物的溶出速率，延缓了药物释放；可加入表面活性剂、糖类、PVP 等水溶性材料做致孔剂，调控释放速率。

三、肠溶性载体材料

肠溶性固体分散体常用的载体包括纤维素类和聚丙烯酸树脂类。

1. 纤维素类

常用的载体材料有羟丙甲纤维素酞酸酯（Hypromellose phthalate，HPMCP，其商品有两种规格，分别为 HP 50 和 HP 55)，醋酸纤维素酞酸酯及羧甲基乙基纤维素等。其中以 HPMCP 为载体制备固体分散体报道最多，该类材料在胃中药物不溶出，在肠液中溶出，可用于制备在胃中不稳定的药物在肠道释放和吸收的固体分散体。

2. 聚丙烯酸树脂类

国产的Ⅱ号及Ⅲ号丙烯酸树脂（相当于国外商品 Eudragit L 型和 Eudragit S 型）为肠溶性材料，常用的有 Eudragit L100 和 Eudragit S100，前者在 pH 值 6 以上的介质中溶解，后者在 pH 值 7 以上的介质中溶解，两者联合使用，可制成较理想的肠溶固体分散体。丙烯酸树脂的类型和用量可影响释药速率，选择适宜类型的载体和配比是控制释药速率的关键。配合使用两种具有不同溶解性能的丙烯酸树脂，或配合使用水溶性载体材料可以获得理想释药速率。

四、联合型载体材料

有时单独应用一种载体时会出现某些缺陷，如 PVP 溶解时会形成凝胶，不利于药物的溶出与利用。近年来，单一载体开始逐渐向联合载体发展，以达到要求的速释、缓释或肠溶效果，如 EC 与 HPC 联用载体、PEG 6000 与 P188 联用载体等。如以 PEG 6000 和 P188 作为载体，采用熔融法制备替米考星固体分散体，健康仔猪分别单剂量灌服替米考星及其固体分散体，结果显示替米考星及其固体分散体在健康猪体内的 C_{max} 分别为 1.48μg/mL 和 2.55μg/mL，*AUC* 分别为 28.51μg · h/mL 和 38.95μg · h/mL，*F* 为 136.62%。

第三节　固体分散体的释药原理和类型

一、固体分散体的释药原理

（一）速释原理

1. 药物的分散状态

根据 Noyes-Whitney 方程：

$$\frac{dc}{dt}=K \cdot S \cdot C_S \qquad (2-1)$$

式中，C_s 为药物溶解度，对难溶性药物（溶解度＜0.1mg/mL）来说溶解度极小，所以溶出速率也很小。*K* 为扩散系数，表面积 *S* 是可变因子，是提高溶出速率的关键。

由此可知，药物的溶出速率与药物的表面积、溶解度及扩散系数成正比关系。因此，可通过增大药物的溶解度和增大药物的表面积（颗粒大小）提高药物的溶出速率。固体分散体中，药物以分子状态、胶体状态、亚稳定态、微晶态以及无定形等形态高度分散于载体材料中，有较大的比表面积。而载体材料可阻止已分散的药物聚集，具有较高的溶出速率，进而提高药物的生物利用度。药物在载体材料中的分散状态与药物的相对含量以及载体材料的种类有关，如倍他米松乙醇-PEG 6000固体分散体，当倍他米松乙醇＜3%（质量分数）时为分子状态分散，4%～30%时以微晶状态分散，30%～70%逐渐变为无定形分散，70%以上时转变为均匀的无定形。固体分散体中药物分散状态不同，溶出速率也不同，分子分散时溶出最快，其次为无定形，而微晶分散时溶出最慢。

2. 载体材料对药物溶出的促进作用

（1）载体材料对药物有抑晶作用

药物与载体在制备过程中（如PVP与药物在共蒸发过程中），由于氢键作用、络合作用使黏度增大，而对药物的晶核形成和生长有抑制作用，使药物成为非结晶性无定形状态分散于载体材料中，得共沉淀物。PVP与药物形成氢键的能力与PVP的分子量M有关，M愈小愈易形成氢键，形成的共沉淀物的溶出速率也愈高。共沉淀物的溶出次序是PVP K15＞PVP K30＞PVP K90。

（2）载体材料保证了药物的高度分散性

由于药物被足够的载体材料分子包围，呈高度分散状态，载体材料促使药物分子不易形成聚集体，保证了药物的高度分散性，加快药物的溶出与吸收。如磺胺异恶唑与PVP重量比为10∶1时，PVP的量太少，不足以包围药物和保持其高度分散性，一般以重量比1∶4或1∶5为宜。

（3）载体材料可提高药物的润湿性

固体分散体中，药物被水溶性载体材料包围，这些水溶性载体材料可增加疏水性或亲水性弱的难溶性药物与水接触、润湿，遇胃肠液后，溶出速率与吸收速率均相应提高，如氢氯噻嗪-PEG 6000、吲哚美辛-PEG 6000、利血平-PVP等固体分散体。

（4）载体材料可提高药物的溶解度

常见的一些亲水性载体材料本身具有一定的增溶能力，如聚乙二醇类和表面活性剂，其使用可促使药物的溶解度大大增加。

（二）缓释原理

固体分散体的缓释作用与载体材料息息相关。如采用水不溶性聚合物、脂质材料或联合材料为载体材料制备得到的固体分散体，不但具有提高生物利用度的作用，而且具有药物缓释长效作用，其释药机制与骨架型制剂的缓释原理相似，载体材料形成网状骨架结构，药物以分子或微晶状态分散于骨架内，药物的溶出必须首先通过载体材料的网状骨架扩散，故释药缓慢。水溶性药物及难溶性药物均可制备缓释固体分散体，其释药速率受载体种类、黏度、用量、制备工艺等诸多因素影响，如乙基纤维素的固体分散体其载体用量越大，固体分散体的粒径越大，EC 黏度越高，则溶出越慢，缓释作用越明显。其缓释作用可符合零级、一级或 Higuchi 等规律，主要取决于载体材料。如将水溶性药物盐酸氧烯洛尔用 EC 作为载体材料，加入不同比例的水溶性 HPC 制成固体分散体，在 HPC 含量为 5%～10%时其缓释作用最为明显。这是由于 HPC 膨胀后，在 EC 骨架内对药物扩散起最大的阻碍作用，HPC 量少时阻碍作用较小，HPC 量太大时蚀解同药物一起溢出。

难溶性药物用固体分散技术开发缓释产品，是一种值得研究发展的新途径。选择适当的载体，设计合理的处方及制备工艺，可获得符合要求的固体分散体。研究显示，多种载体形成的多元固体分散体系可更好地达到调节药物释放速度的目的。目前，固体分散技术在缓控释制剂中应用的剂型有凝胶剂、缓释滴丸剂、缓控释片剂、胃内漂浮剂、渗透泵片、缓释胶囊剂、长效胶囊剂、注射植入剂和缓释栓剂等。

二、固体分散体的类型

（一）固体溶液（solid solution）

药物以分子状态在载体材料中均匀分散，如果将药物分子看成溶质，载体看成溶剂，则此类分散体即可称为固体（固态）溶液。固体分子中药物以分子状态存在，分散程度高，表面积大，溶出快，药物吸收快，生物利用度高。如灰黄霉素与酒石酸制成的固体分散体属于固体溶液，其中灰黄霉素的溶出速率是纯灰黄霉素的 6.9 倍。

（二）简单低共熔混合物（eutectic mixture）

药物与载体材料两种固体共熔后，骤然冷却固化，如果两者的比例符合低共熔物的比例，则可以形成简单的低共熔混合物，即药物仅以微晶形式分散在载体材料中成为物理混合物。为了最大程度地获得均匀的微晶分散体系，药物与载体的用量比一般为低共熔组分比（最低共熔点时药物与载体之比），此时，两组分在低共熔温度同时从熔融态转变成晶核。如果两组分配比不是低共熔组分比，则在某一温度，先行析出的某种成分的微晶可以在另一种成分的熔融体中自由生长成较大的结晶，如树枝状结构。当温度进一步降低到低共熔温度时，低共熔晶体可以填入先析出的晶体结构空隙，使微晶表面积大大减小，影响增溶效果。简单低共熔混合物的相图如图2－1所示。

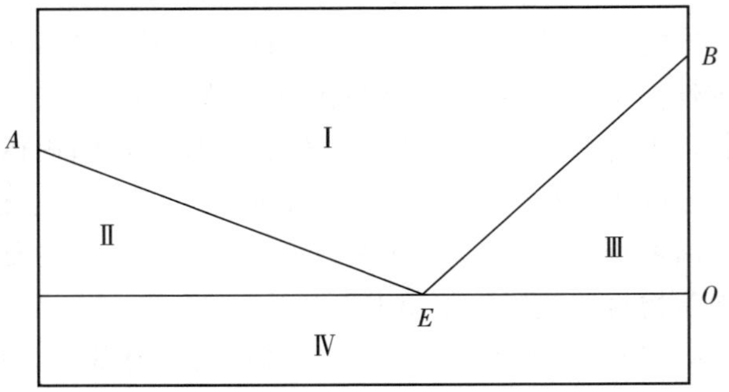

A、B 分别为组分 A、B 熔点，相Ⅰ为 A 和 B 的熔融态，相Ⅱ表示 A 的微晶与 A 在 B 中的饱和溶液（熔融态）共存，相Ⅲ表示 B 的微晶与 B 在 A 中的饱和溶液（熔融态）共存，相Ⅳ为固态低共熔混合物（低共熔温度为 O 点，低共熔比例在 E 点）

图 2－1　简单低共熔混合物的相图

（三）共沉淀物（coprecipitate）

也称共蒸发物，是由药物与载体材料以一定比例形成的非结晶性无定形物。因为其具有玻璃一样的脆性、透明、不确定的熔点等性质，有时又称为玻璃态固溶体。常用载体材料为枸橼酸、蔗糖、PVP 等。如磺胺噻唑（ST）与 PVP（1∶2）共沉淀物中。ST 分子进入 PVP 分子的网状骨架中，药物结晶受到 PVP 的抑制而形成非结晶性无定形物。

第四节　固体分散体的制备方法

固体分散体的制备过程可分为两个阶段，即药物的分散和固化过程。药物的分散法有熔融分散法、溶剂分散法、机械分散法；固化法有溶剂蒸发法、熔融液骤冷法等。相应地制备固体分散体的基本方法有 4 种，即熔融法、溶剂法、溶剂-熔融法及研磨法。在实际应用中，可根据药物性质和载体材料的结构、性质、熔点及溶解性能等，选择不同的制备方法。除研磨法外，熔融法和溶剂法又可以细分为若干种方法。

一、熔融法（Fusion method）

将药物与载体材料混匀，加热至熔融，也可将载体加热熔融后，再加入药物搅拌使熔融，然后将熔融物在剧烈搅拌下迅速冷却成固体或将熔融物倾倒在不锈钢板上形成薄层，用冷空气或冰水使其骤冷成固体。在快速冷却过程中，药物分子未重排结晶，呈无定形态，能够使药物的溶出速率有效提高。熔融法简单易行，较适合对热稳定的药物及低熔点的载体材料。以 PEG 6000 和 HPMC 4000 为载体材料，采用熔融法制备伊拉地平固体分散体，结果表明，固体分散体体系具有从晶态向无定形态和分子间氢键转变的结构行为，提高了药物的溶出速率和缓释性能。

然而熔融法由于制备过程中高温的使用，药物的分子迁移率加快，有些药物会在熔融过程中发生化学降解或者升华，并且聚合物载体在高黏度状态下，药物与载体之间会产生不完全相容的现象。为了避免熔融法的这种局限性，研究人员在原方法中引入了热熔挤出技术。热熔挤出法（Hot-melt extrusion）是将药物与载体在熔融挤出机中熔融并混合，然后挤出成型为片状、颗粒、棒状，然后进一步加工成片剂。在制备中，通常需加入增塑剂，以降低熔融挤出温度并便于操作。商品化灰黄霉素-PEG 即是用该法制备。

二、溶剂法（Solvent method）

溶剂法亦称共沉淀法或共蒸发法，是将药物与载体材料共同溶解于有机溶剂中，蒸去有机溶剂后使药物与载体材料同时析出，即可得到药物在载体中混合而成的共沉淀物。常用的有机溶剂有三氯甲烷、无水乙醇、95%乙醇、丙酮等。本法蒸发过程通常是在低温条件下进行，因而可以防止药物或者载体在高温下产生分解，较适宜于对热不稳定且易挥发的药物。但由于使用有机溶媒，一方面成本高；另一方面有机溶媒难以除净，易引起药物的重结晶而影响药物的分散度，采用的有机溶媒挥发速率不同，药物的分散度也不同。如螺内酯分别使用乙醇、乙腈和三氯甲烷时，以乙醇所制得的固体分散体分散度最大，溶出速率也最高，而用三氯甲烷制得的分散度最小，溶出速率也最低。近年来，喷雾干燥法或冷冻干燥法常用作去除溶剂的方法。

三、溶剂-熔融法（Solvent-fusion method）

将药物先溶于适当的溶剂中，再将其加入已熔融的载体材料中均匀混合后，按熔融法蒸去有机溶剂，冷却固化而得。药物溶液在固体分散体中一般不得超过 10%（*W/W*），否则难以形成脆而易碎的固体。由于该法中少量液体药物，不影响载体的固体性质，故可适用于液体药物也可适用于对热稳定性差的固体药物，如鱼肝油、维生素 A、维生素 D、维生素 E 等，但药物的剂量应小于 50mg。凡适合于熔融法的载体材料，本法均可使用。在制备过程中，一般除去溶剂的受热时间短，产物稳定，质量好。但注意选用毒性小的溶剂，与载体材料应易混合。通常药物先溶于溶剂再与熔融载体材料混合，必须搅拌均匀，防止固相析出。

四、溶剂-冷冻干燥法（Solvent-freeze drying）

将药物和载体共溶于适当的溶剂中，蒸去溶剂，然后迅速冷冻成固体，再于真空条件下升华除去冷冻固体中的水分。通过调节冷冻速度，可以在重结晶过程中使有些药物晶体的晶格排列发生改变，使结晶颗粒粒径变小，增大比表面积；也可以将药物转化为亚稳态或无定型态，这两种情况都使药物的溶解度和溶解速度增大。冷冻干燥所得的产物一般结构疏松，内含细小孔隙，能迅速吸收水分溶解。

五、溶剂-喷雾干燥法（Solvent-spray drying）

将药物和载体材料溶解于溶剂，用雾化器将此液体雾化，形成许多细小的雾滴，并与干燥室内的热气流接触，使溶剂迅速蒸发，料液所形成的液滴在数秒钟内完成浓缩、干燥、分离过程，直接制成球状或类球状的空心细颗粒。喷雾干燥法具有快速、经济、一步成型处理等优点，可以制得微米甚至纳米级别的固体分散粉末，且产品不易粘连，可连续操作和批量生产，是提高难溶性药物溶解度的有效技术，尤其适用于对热敏感的药物。当载药量较高时，该技术比冷冻干燥法更好地提高了固体分散体的稳定性。

六、研磨法（Milling method）

研磨法是将药物与较大比例的载体材料混合后，强力持久地研磨一定时间，借助机械力降低药物的粒度，提高分散度或使药物与载体材料以氢键相结合，以形成固体分散体的方法。研磨法不需要溶剂，但需用载体材料的比例大，仅适用于小剂量药物的制备。研磨时间也因药物而异。常用的载体材料有微晶纤维素、乳糖、PVP类、PEG类等。

第五节　固体分散体的质量评价

一、固体分散体的验证

通过固体分散技术将药物与载体材料制成了固体分散体，固体分散体中药物分散状态可呈现分子状态、亚稳定态及无定形态、胶体状态、微晶状态。可根据设备条件选用下列几种方法进行鉴别，必要时可同时采用几种方法。

（一）溶解度和溶出速率

药物制成固体分散体后，溶解度和溶出速率会改变。如白杨素溶解度为

(66.92±1.11) μg/mL，白杨素磷脂复合物常溶解度为（214.64±1.57）μg/mL，白杨素磷脂复合物固体分散体溶解度为（973.31±4.60）μg/mL，说明制备成固体分散体后溶解度大大增加。

（二）热分析法

固体分散体中药物分散状态呈分子状态、亚稳定型及无定型、胶体状态、微晶或微粉状态。若以固体分散体为测试物，采用差示热分析法（DTA）或差示扫描量热法（DSC），主要测试是否有药物晶体的吸热峰，或测量其吸热峰面积的大小，并与物理混合物比较，可考察药物在载体中的分散状态和分散程度。

1. *差示热分析法*（DTA）

又称差热分析，是使试样和参比物在程序升温或降温的相同环境中，测量两者的温度差随温度（或时间）的变化关系。以固体分散体为测试物，测试其是否有药物晶体的吸热峰，或测量其吸热峰面积的大小，并与物理混合物比较，可考察药物在载体中的分散程度。

2. *差示扫描量热法*（DSC）

又称为差动分析，是使试样和参比物在程序升温或降温的相同环境中，用补偿器测量使两者的温度差保持为零所必需的热量对温度（或时间）的依赖关系。固体分散体中若有药物晶体存在，则有吸热峰存在；药物晶体存在越多，吸热峰面积越大。如姜黄提取物（CLRE）-P188 固体分散体的 DSC 曲线上物理混合物显示出两个成分的峰，而形成固体分散体后 CLRE 的吸热特征峰已消失，表明 CLRE 可能以分子或无定形态分散于载体中。

（三）X 射线衍射法（X-ray diffractometry，XRD）

每一种物质的结晶都有特定结构，其粉末 X 射线衍射图也都有特征，X 射线衍射技术可以用于了解固体分散体的分散性质。药物与载体的物理混合物衍射图谱是各组分衍射图谱的简单叠加，衍射峰位置及强度无改变。药物在固体分散体中以无定形状态存在，药物结晶衍射峰消失。通过 X 射线衍射来测定是否有药物结晶衍射峰，以判定药物是否形成固体分散体。需要注意的是，结晶度在 5%～10%或以下的晶体是无法用 X-射线衍射法测出的。

（四）红外光谱法（infrared spectroscopy，FTIR）

红外光谱法主要用于确定固体分散体中有无复合物形成或其他相互作用。在没有相互作用的情况下，固体分散体的红外图谱应与其物理混合物红外图谱相同。在形成复合物或有强氢键作用时，则药物和载体的某些吸收峰将消失、位移或强度改变。

（五）核磁共振法（nuclear magnetic resonance，NMR）

核磁共振法主要用于确定固体分散体中有无分子间或分子内相互作用。

例如，将醋酸棉酚、PVP、醋酸棉酚-PVP（1∶7）固体分散体及该固体分散体经重水交换后的产物分别测定核磁共振谱，发现醋酸棉酚图谱中 δ15.2 有一个共振尖峰，这是由分子内氢键产生的化学位移。当利用 PVP 形成固体分散体后，δ15.2 峰消失，但在 δ14.2 和 δ16.2 出现两个钝型化学位移峰，与重水交换后消失。这是 PVP 对醋酸棉酚氢键磁场干扰而出现的自旋分裂现象，提示 PVP 破坏醋酸棉酚分子内氢键，而形成了醋酸棉酚与 PVP 的分子间氢键，即形成了固体分散体。

二、固体分散体的稳定性

固体分散体在制备过程中，药物与载体比例、贮存温度、湿度、制备工艺等条件都会导致药物在载体中分散状态、溶出度的不同，其稳定性存在差异。同时，固体分散体在长时间储存中，可能出现不稳定现象，导致尺寸增大、相分离和重结晶，从而出现硬度增加、析出晶体或结晶粗化以至于影响药物的溶出速率，降低药物的生物利用度，削弱了固体分散体剂型的优势。影响固体分散体稳定性的因素主要包括热力学因素和动力学因素两个方面，其中热力学因素包括载体溶解度、玻璃化转变温度（T_g）和药物与载体的相互作用等；动力学因素包括分子迁移率、相分离和成核等。单冬媛等在制备穿心莲内酯固体分散体时观察到，药物的溶出速率随着温度升高呈增大的趋势，这是由于温度升高时，分子的热运动加速，分子迁移率加快，导致固体分散体稳定性降低，载体难以发挥包蔽药物的作用，从而使药物从载体中溶出的速度加快。

老化与药物浓度、贮存条件及载体材料的性质有关，因此必须选择合适的药物浓度及载体材料。常采用混合载体材料以弥补单一载体材料的不足，积极开发新型载体材料，保持良好的贮存条件，如避免较高的温度和湿度等，以保持固体分散体的稳定性。

三、生物利用度

固体分散技术主要是通过微粉化、固体分散体、粉状溶液和溶剂沉积等技术使药物达到高度分散状态，从而提高药物制剂生物利用度。应用固体分散体不仅可明显提高药物的生物利用度，而且可降低毒副作用。例如双炔失碳酯-PVP 共沉淀物片的有效剂量小于市售普通片的一半，说明生物利用度大大提高。硝苯地平-邻苯二甲酸羟丙甲纤维素固体分散体缓释颗粒剂提高了原药的生物利用度。吲哚美辛-PEG 6000 固体分散体丸的剂量小于市售普通片的一半时，药效相同，而对大鼠胃的刺激性显著降低。另外，由于难溶性药物在胃肠道中渗透性不一定强，所以在提高溶解性能时应充分考虑到这一点，避免因在胃肠道内形成过饱和溶液后未被及时吸收而产生重结晶，影响药物的生物利用度。

案　例

固体分散体的概念最早由 Sekiguchi 和 Obi 在 1961 年提出，以尿素为载体材料，采用熔融法制备磺胺噻唑固体分散体，口服给药后药物的吸收比普通片剂显著提高。1963 年，Levy 等制得分子分散的固体分散体，溶出速率提高，也更易吸收。目前固体分散体已发展经历了 4 个阶段：第 1 代是以尿素和甘露醇等结晶性物质为载体材料；第 2 代是以 PEG、PVP、HPMC 等水溶性聚合物为载体材料；第 3 代是以具有表面活性的聚合物或水溶性聚合物与表面活性剂合用为载体材料；第 4 代是引入 EC、CAP、醋酸羟丙甲纤维素琥珀酸酯（HPMCAS）等水不溶性的载体材料制成缓控释固体分散体和肠溶性固体分散体。固体分散体等新型药物制剂的发展依赖于载体材料的应用与新技术的进步，相应地，制剂的发展也在不断促进载体材料种类的丰富、性能的优化、质量的提高等，两者相辅相成，共同发展。在发展的过程中能够看到科研人员的求实、创新、协作、自律、锲而不舍等精神品质，正因如此，新剂型、新技术和新制剂的发展才得以实现和提升，才能更好地为人类服务。

思考题

1. 虽然固体分散体研究得较多，但上市产品数量有限，试述阻碍固体分散体广泛商业化的因素。

2. 固体分散体作为制剂中间体，可以进一步加工成其他剂型，查阅文献，试举 1～2 例。

3. 钙拮抗药尼莫地平为黄色结晶性粉末，可溶于乙醇和氯仿，几乎不溶于水，口服生物利用度较低。请将尼莫地平制备成固体分散体形式，并提供处方设计、制备工艺及质量评价方法。

参考文献

[1] 方亮．药剂学：第 8 版［M］．北京：人民卫生出版社，2016.

[2] 潘卫三．工业药剂学：第 3 版［M］．北京：中国医药科技出版社，2015.

[3] Ricarte RG，Van Zee NJ，Li Z，et al. Recent Advances in Understanding the Micro-and Nanoscale Phenomena of Amorphous Solid Dispersions［J］. Molecular pharmaceutics，2019，16（10）：4089－4103.

[4] Tran PHL，Lee BJ，Tran TTD. Recent studies on the processes and

formulation impacts in the development of solid dispersions by hot-melt extrusion [J]. European journal of pharmaceutics and biopharmaceutics, 2021, 164: 13-19.

[5] 罗怡婧，黄桂婷，郑琴，等. 药物固体分散体技术回顾与展望 [J]. 中国药学杂志，2020，55 (17): 1401-1408.

[6] 徐志杰. 欧前胡素固体分散体凝胶骨架缓释片的制备及药动学评价 [J]. 中草药，2022，53 (17): 5321-5329.

第三章　环糊精包合技术

第一节　概　述

一、定义

环糊精包合技术系指采用适宜的方法，将某些小分子物质包嵌于环糊精分子的空穴结构内形成环糊精包合物（Cyclodextrin inclusion compound）的技术。环糊精包合物主要由主分子（Host molecule）和客分子（Enclosed molecule）两部分组成。小分子药物作为客分子包合于环糊精的空穴内，其溶解度、溶出速度、生物利用度等物理学和生物学性质都会发生相应改变。环糊精包合物可以作为制剂的中间体，用于溶液剂、注射剂、胶囊剂或片剂的制备。

二、包合原理及影响因素

（一）包合原理

包合作用是一种物理过程。主分子和客分子之间范德华力的强弱是包合成功与否的重要因素，如分散力、偶极子间引力、氢键、电荷迁移力等，主要取决于两者的立体结构和极性。通常，包合过程是多种作用力的协同作用。

（二）影响因素

1. 主分子和客分子的立体适应性

主分子必须具有一定形状和大小的空洞、特定的笼格、洞穴或沟道，以容纳客分子。客分子的大小、分子形状应与主分子提供空间相适应，若客分子小，主分子较大，包合力弱，客分子可自由进出洞穴；若客分子太大，嵌入空洞内困难或只有侧链进入，包合力也弱，均不易形成稳定的包合物；只有当主、客分子大小适合时，主-客分子间隙小，产生足够强度的范德华力，才能形成稳定的包合物。

2. 包合物中主、客分子的比例

大多数环糊精包合物的组成是摩尔比为 1∶1 的单分子包合物。但体积大的客分子比较复杂，当主分子环糊精用量不合适时，也会使包合物不易形成，客分子含量将会较低。

3. 主、客分子的极性

主分子与客分子的结构决定了其极性特点，而极性大小决定了主客分子包合物的形成及难易程度，也决定了包合物的溶解性。当主分子一定时，客分子的极性则为主要因素。一般疏水性药物更容易被包合，非解离型比解离型的客分子容易被包合，如分子型苯妥英环糊精包合物的稳定性是离子型苯妥英环糊精包合物的 3 倍。

三、特点

环糊精包合物属于分子水平的胶囊结构，又称分子囊（Molecule capsule）。环糊精包合药物后，影响药物的溶出和释放。常温下是气态的小分子经环糊精包合后变成固态物质，还可便于存贮与使用。

1. 改善药物的稳定性

环糊精包合后药物不易受光、氧、热以及某些因素的影响，易挥发、氧化、水解的药物稳定性得到改善。中药材中含有较多挥发性成分，主要是一些单萜、倍半萜及其含氧衍生物，这些成分不仅易挥发或升华而且在热、湿、光、空气和化学环境的作用下极易氢化变质，从而降低药物的疗效，甚至产生毒副作用。采用包合技术将这些挥发油等半成品制成包合物，可以在很大程度上切断药物分子和周围环境的接触，从而避免光、空气、水分等外界环境的影响，提高药物的稳定性。这也是目前包合技术在中药制剂中应用最多的方面。如采用环糊精对鱼腥草挥发油进行包合，其抗氧化性及稳定性均明显提高；维生素 D_2 与环糊精形成包合物，加速试验条件下比较包合物形成前后维生素 D_2 含量变化，3 个月后包合物中维生素 D_2 含量不低于 85%，而未包合的维生素 D_2 不高于 22%。

2. 增加药物的溶解度，提高药物的生物利用度

难溶性药物的溶出速率和生物利用度都很低，与环糊精形成包合物后，可增加这些成分的溶解度和溶出速度，从而提高其生物利用度。比如，环维黄杨星 D 是黄杨科植物小叶黄杨及其同属植物中提取精制的活性物质，在水中微溶，生物利用度较低，与环糊精包合后可提高环维黄杨星 D 的溶解度和溶出度，包合物在大鼠体内的相对生物利用度为 248.58%。有研究表明，羟基-β 环糊精（CD）能够与双苯基烟酰胺衍生物 PTA34 和 PTA73 形成稳定的主客包含复合物，其水溶性增加约 150 倍（从 1.95μg/mL 到 292.5μg/mL）和 106 倍（从

7.16μg/mL 到 762.5μg/mL)。制备的人参皂苷 Re-β-环糊精包合物,其溶解度、溶出度分别为原料药的 10.11、4.26 倍,药代动力学结果表明环糊精包合技术可明显提高人参皂苷 Re 溶出度和体内生物利用度。

3. 液体药物固体化

对于一些液态的挥发油等成分,制备固体制剂常存在分布不均匀、不良气味大、操作不便等缺点。采用 β-CD 包合可使挥发油固态化,不仅便于制成各种剂型而且可使剂量准确,利于保存和携带。此外,挥发性药物分子进入环糊精空穴形成包合物后,既可以降低药物挥发速率,又可稳定药物含量起到缓释作用。比如,经过 β-CD 包合,可使莪术油、薄荷油固化形成粉末,利于制剂;采用环糊精包合技术制成石菖蒲挥发油 β-CD 包合物,可以克服其刺激性强、难溶于水、稳定性差等缺点。

4. 掩盖不良气味和降低刺激性

某些药物成分具有特有的臭味、苦味、涩味,甚至有些具有较强的刺激性,将其制成包合物可以掩盖药物的不良气味,提高患者服药的顺应性。如利用 β-CD 对香精进行包合后,能够有效改善其气味,并能保留香精原有的抗菌功效;利用 HP-β-CD 对青蒿挥发油进行包合,可掩盖其苦味,改善制剂的口感;选用 β-CD 包合冬凌草甲素,并制成口腔崩解片,具有去除苦味、刺激性小、溶解度好的特点;对大蒜素采用环糊精包合后可减少其对胃部的刺激性,改善药物性能。

5. 改善药物制剂的性能

亲水性的包合材料可以作为速效制剂的载体,有利于药物在胃肠道内快速溶出,改善难溶性药物的生物利用度;疏水性的包合材料可用于水溶性药物缓释制剂的制备,如乙基-β-CD、酰基-β-CD 等,不同酰化度的 β-CD 与药物制成的包合物释药速率不同。肉桂油是从肉桂中提取的抗菌抗炎挥发油成分,由于其油脂性质和挥发性制备成肺吸入制剂较困难。有研究者制备了肉桂油-β-CD 包合物,并经冻干得到粉雾剂,其空气动力学粒径和微细粒子比例可达到肺吸入给药的要求。

第二节 环糊精(cyclodextrin,CD)

一、环糊精的结构及性质

环糊精系指直链淀粉用嗜碱性芽孢杆菌培养得到的经环糊精葡萄糖基转移酶催化生成的产物,是由 6~12 个 D-葡萄糖分子以 1,4-糖苷键连接的环状低聚糖化合物，为非还原性白色结晶粉末，水溶性好，味微甜，无臭，具有中空圆筒形空穴结构。环糊精中的葡萄糖分子采用椅式构型，整体结构呈上宽下窄两端开口的环状中空圆筒形状，2，3 位上的羟基排列在空穴的开口处或空隙的外部，6 位上的羟基排列在另一端的开口处，因此，空隙的外部和开口处呈亲水性。6 位上的 $-CH_2$ 基与葡萄糖苷结合的氧原子则排列在空穴的内部而呈疏水性。常用的环糊精是由 6～8 个葡萄糖分子连接环合而成，即为 α 型（α 环糊精）、β 型（β 环糊精）和 γ 型（γ 环糊精），其中以 β-CD 最为常用，它由 7 个 D-葡萄糖分子以 1，4-糖苷键连接而成，呈筒状结构，内壁空腔为 0.6～1.0nm，其环状构型图及立体结构如图 3-1 所示。

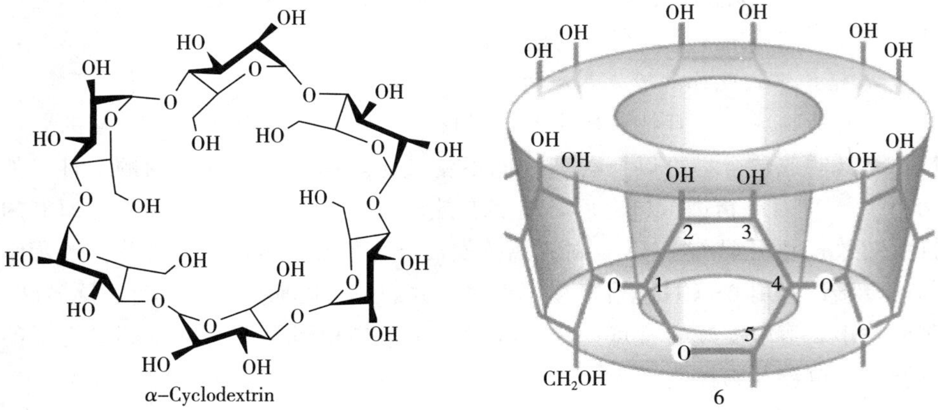

（a）环状构型图 （b）立体结构

图 3-1 β-CD 环状构型图与立体结构

环糊精对碱、热和机械作用都非常稳定，但是对酸不稳定，在酸性条件下常发生水解反应生成线性低聚糖，其开环速率随分子中空腔尺寸增大而增大，即 α-CD＜β-CD＜γ-CD。由于其葡萄糖分子的数目不同，空穴的内外径与物理性质均有较大的差别，α 最小，γ 最大，而 β 大小适中。在溶解性方面，β-CD 在水中的溶解度最小，最易从水中析出结晶，其溶剂性随水温的升高而增大。三种环糊精的基本性质见表 3-1。

表 3-1 三种环糊精的基本性质

项　目	α-CD	β-CD	γ-CD
葡萄糖单体数	6	7	8
M_r	973	1135	1297
分子空洞内径	0.45～0.6nm	0.7～0.8nm	0.85～1.0nm

（续表）

项　目	α-CD	β-CD	γ-CD
空洞深度	0.7～0.8nm	0.7～0.8nm	0.7～0.8nm
空洞体积	0.174nm^3	0.262nm^3	0.427nm^3
[α]-25-D-(H_2O)	+150.5°	+162.5°	+177.4°
溶解度（g/L，25℃）	145	18.5	232
结晶形状（水中得到）	针状	棱柱状	棱柱状
可容纳水分子数	6	11	17
碘显色	蓝紫色	黄褐色	黄色

二、环糊精衍生物

环糊精在水中溶解度较低，限制了其在药剂学中的进一步应用。对β-环糊精进行结构修饰，改善环糊精的性质，使之更适合于药物的包合。β-环糊精在圆筒两端有7个伯羟基与14个仲羟基，其分子间或分子内的氢键阻止水分子的水化，使β-环糊精水溶性降低。因此，将甲基、乙基、羟丙基、羟乙基等基团通过与分子内的羟基进行烷基反应引入到β-环糊精分子内，可以破坏β-环糊精分子内的氢键形成，使其理化性质特别是水溶性发生显著改变。甲基-β-CD、羟丙基-β-CD、葡糖基-β-CD易溶于水，为亲水性β-CD衍生物，能包合多种药物，使难溶性药物的溶解度增加，毒性和刺激性降低，如2，3-二羟丙基β-CD。

也可通过结构改造得到疏水性环糊精衍生物，用作控释制剂中缓释部分的阻滞剂或亲水性药物的缓释载体。常用的疏水性环糊精是分子中的羟基的H被乙基取代的衍生物。如乙基-β-CD微溶于水，比β-CD的吸湿性小，具有表面活性，在酸性条件下比β-CD更稳定。

三、环糊精的安全性

环糊精分子可被α-淀粉酶，如人唾液淀粉酶和胰淀粉酶降解形成直链低聚糖，其降解速度是α-CD<β-CD<γ-CD。环糊精经动物试验证明毒性很低，β-CD在肠道中受消化酶及肠道微生物的作用先断链开环形成低聚糖后，作为一种碳水化合物参与机体代谢，无蓄积作用，其吸收部位在结肠，多以原型结构从粪便中排出，血中浓度很低。安全性试验证明，环糊精无急性和长期毒性、无致畸、无致癌、致突变作用。日本和美国已批准用于医药和食品工业。用同位素标记的淀粉和环糊精进行动物代谢实验表明，初期环糊精

被消化的数量比淀粉低，但24h后两者代谢总量相近，体内分布也相似，说明环糊精可作为碳水化合物被人体吸收，无蓄积作用。β-CD的毒性见表3-2。

表3-2 β-CD的毒性

项目	给药方式	LD_{50}（g/kg）
急性毒性试验	口服	181±1.0
	皮下注射	3.7±1.0
	腹腔注射	0.7±0.1
长期毒性试验	口服	剂量：0.1g/kg、0.4g/kg、1.6g/kg，6个月未发现毒性症状

第三节 包合物的制备方法

一、包合物的制备方法

制备环糊精包合物的过程主要包括：主分子与客分子在一定条件下进行包合、放置、滤过、干燥、清洗，最终得到包合物。根据其制备过程的特点，常用的主要有以下几种方法。

（一）饱和水溶液法

将β-CD制成饱和水溶液，加入药物搅拌混合30分钟以上，使药物被β-CD包合。这种包合作用往往不可能达到完全，一些药物特别是水溶性较大的药物仍溶解于水性介质中，此时可加入某些有机溶剂使包合物析出，将析出的固体包合物过滤，根据客分子药物的性质再用适当的溶剂洗净、干燥，即得稳定的包合物。这是目前研究中采用最多的方法。为了促进包合物的形成可以借助机械力，如高速自控组织捣碎机、液体快速混合器、超声波等，也可以采用冷冻干燥、喷雾干燥等方法除去溶剂，得到包合物固体。

首先根据药物和CD的配比及CD的溶解度，取CD适量，加入一定量的水，使CD的浓度为4%～8%，加热至溶解并放冷至一定的温度，恒温，备用。然后在搅拌下加入药物，以便其迅速均匀分散在水中与CD分子接触。可溶解的药物可直接加入环糊精饱和溶液中，水难溶性药物可先溶解于少量有机溶剂（如乙醇），再注入环糊精饱和水溶液中。药物加入后，通过搅拌混合一定时间，使药物分子进入主分子的空腔结构内。经包合处理的药物与CD混合液，先放至室温，然后置于4～10℃冷藏12～24h，过滤取出析出的结晶或沉淀物，然后置于40～60℃干燥，研细，即得CD包合物。以丹皮酚HP-β-CD包合物的制备为例，说明饱和水溶液法的具体过程：取HP-β-CD 25g，加入40℃的水中制成10%的HP-β-CD水溶液，在固定转速为每分钟3000转，缓缓滴加丹皮酚乙醇溶液（含丹皮酚3.52g）10mL，35℃搅拌1小时，取出，在60℃减压浓缩后进行真空干燥，即得白色粉末状丹皮酚HP-β-CD包合物。

在对药材中的挥发油进行包合时，需要先提取、分离挥发油后再进行包合，工艺复杂，耗时较长。为克服饱和水溶液法包合药材中挥发油时所存在的问题，在此基础上，又产生两种新的包合方法：

1. 液-液包合法

将药材置于蒸馏瓶中，加水蒸馏，蒸馏液经冷凝后直接通入到β-CD饱和水溶液中，同时不断搅拌，使提取与包合过程同时进行，客分子药物被包合，然后滤过、洗涤、干燥即得。此法由于扩大了挥发油与β-CD接触面积，而使包合易于进行。

2. 气-液包合法

将药材置于蒸馏瓶中，加水加热蒸馏，蒸汽不经冷凝直接通入到β-CD饱和水溶液中，不断搅拌一定时间，使提取与包合同时进行，其他操作同液-液包合法。目前，在用β-CD包合药中的挥发油时，饱和水溶液包合法比较方便，但液-液包合法及气-液包合法，省时省力，更适合实际生产的需要。

（二）研磨法

取β-CD加入2～5倍量的水混合，研匀，加入药物（难溶性药物应先溶于少量有机溶剂中），用研钵、球磨机、胶体磨等充分混合研磨成糊状物，然后采用抽滤或离心滤过法，尽可能除去糊状物中的水分，以便于干燥；滤过后得到沉淀物，分散于盘中，于40～60℃低温真空干燥后，用适当溶剂洗净，再次干燥即得包合物。工业上可采用胶体磨进行制备，影响因素有包合时间、溶剂含醇量（%）、油与β-CD的比例等。此法操作简单，但包合效率较低。

如用球磨法制备丹皮酚β-CD包合物，取丹皮酚结晶置于球磨机罐中，加入适量95%乙醇溶解，β-CD与丹皮酚的比例为8∶1（W/W）、β-CD与加水量的比例为1∶3（W/V）、包合时间为60分钟，所得丹皮酚包合率达85.8%。用球磨法制备复方金思维醇提液与β-CD包合物：精密称取3g β-CD于球磨罐，加入10mL蒸馏水。精密移取1mL醇提液，缓慢加入球磨罐中，以转速300r/min，研磨1小时，取出。经冷藏、洗涤、干燥得粉末状包合物。

（三）包合物的其他制备方法

1. 超声波法

将CD配置成饱和水溶液，加入药物溶解后，在适当的强度（功率、频率）下超声处理一定时间将药物被CD包合、滤过、洗涤、干燥即得。此法是利用超声波替代饱和水溶液中的搅拌力促进药物分子包藏于主分子的空穴内。

2. 冷冻干燥法

将CD配制成饱和水溶液，加入药物溶解，搅拌一定时间使药物被CD包合，置于冷冻干燥机中冷冻干燥，即得。此法适合于干燥过程中易分解、变质，且所制得的包合物溶于水，在水中不易析出结晶而难以获得包合物的药物。所得包合物外形疏松，溶解性能好，常用于制成粉针剂。

3. 喷雾干燥法

将CD配制成饱和水溶液，加入药物溶解，搅拌一定时间使药物被CD包合，然后用喷雾干燥设备进行干燥即得。此法适用于遇热性质稳定，所制得的包合物溶于水的药物进行包合。

（四）包合工艺的考察与优化

在进行包合工艺研究时，应对以下几个因素进行考察和优化，以制备理想的包合物。

1. 包合材料的选择

包合材料是影响包合效果的首要因素，因为包合材料是否合适是影响包合效果的内因。环糊精系列是目前最常用的包合材料，其中β-CD是国内外能大量工业生产且价格低廉的包合材料，也是首选的一种包合材料。但β-CD在某些方面也存在一定缺陷。如从增加药物溶解度来看，证明α-CD较优；而γ-CD孔洞内径大，水溶解度也大，但其价格昂贵。随着包合技术的不断发展和广泛应用，会有越来越多的包合材料供选择和应用。

2. 主客体分子投料比例

根据包合物的分子特点，主、客分子的比例一般不遵守化学计量关系。大多数CD包合物组成摩尔比为1∶1，可形成稳定的单分子包合物。但一些中药提取物的组成复杂，有些成分的体积较大，当主分子CD用量不合适时，也可使包合物不易形成，会使客分子含量很低。

主客分子的最佳投料比例应根据试验结果确定，由于客分子的性质不尽相同，所以主客分子比例差异较大。

3. 包合方法选择

饱和溶液法适合实验室制备；研磨法工艺简单、重现性好，适合工业生产。应根据主客分子特点及试验设备条件进行选择。同一药物用不同的方法制备其包合物的包封率、收得率也不尽相同。

4. 包合温度及时间

包合物的制备必须在合适的温度下进行，过高或过低都会影响包合效果。包合时间过短，会使包合不完全，包合时间过长，不仅浪费时间，而且可能会使药物挥发损失。不同的包合物所需要的包合时间不同。

5. 药物包合率和包合物收得率

包合工艺的优化，常选用药物利用率（药物包合率）、包合物收得率、包合物含药率为评价指标，以确定最佳包合工艺。

$$包合物中药物的含量=\frac{包合物中药物的量}{包合物的量}\times 100\% \tag{3-1}$$

$$包合率=\frac{包合物中药物的量}{药物投药总量}\times 100\% \tag{3-2}$$

$$收得率=\frac{包合物量}{CD的量+药物的量}\times 100\% \tag{3-3}$$

计算药物的包合率首先要测定包合物中药物的含量。药物的含量测定要根据药物的性质，选用合适的方法。

第四节　包合物的质量评价

药物与环糊精是否形成包合物，主要是验证包合物与主分子、客分子及二者物理混合物的区别以及客分子是否包合 CD 空腔和包合的方式。可根据包合物的性质、结构状态和实验条件，选择下述方法进行验证，一般需同时用几种方法进行验证。

一、显微镜法和电镜扫描

药物形成包合物后，由于药物分子进入 CD 空腔丧失其结晶性，或由于晶格排列发生变化，故在显微镜下含药的包合物与不含药的包合物形状不同，可通过分析包合物晶格变化及相态变化做出判断。如丹皮酚的包合物的显微观察结果表明，空白包合物为规则的板状结晶，含丹皮酚的包合物为不规则粉末。

二、相溶解度法

相溶解度法可确证包合物的形成，也是评价包合物溶解性能常用的方法。难溶性药物包合后溶解度增大，可以通过测定药物在不同浓度的环糊精溶液中的溶解度，绘制溶解度曲线。即以药物浓度为纵坐标，环糊精浓度为横坐标作相溶度图，由曲线判断包合物是否形成，并获得包合物的溶解度，计算其稳定常数 K。

三、薄层色谱法

通过选择合适的溶剂系统，观察药物、CD、包合物、药物与 CD 的物理混合物色谱展开后斑点是否存在，斑点的位置及 R_f 值来判断包合物是否形成。在相同的色谱条件下，由于被包合物物理性质发生改变，导致薄层色谱带位置的转移，甚至无展开斑点。如：在硅胶 G 薄层板上，青蒿挥发油包合物的无水乙醇提取液、物理混合物的乙醚溶液与对照药材色谱相应的位置上，日光下显相同的斑点；而包合物乙醚溶液色谱中则没有以上斑点，可见青蒿挥发油包合物已形成，不是物理混合物，且包合前后挥发油的成分没有发生变化。

四、紫外分光光度法

主要从紫外吸收曲线形状如最大吸收峰的位置、强度和峰形来判断包合物是否形成。根据药物分子结构及与 CD 包合的方式，可以出现以下 3 种情况：

1. 药物的吸收峰在包合物中消失

如在 200～500nm 作紫外扫描，紫苏叶和荆芥混合挥发油有明显的吸收峰，而采用 β－CD 包合后无紫外吸收峰，与 β－CD 图谱相似，可见形成了包合物。

2. 药物在包合物中的紫外扫描曲线随 CD 浓度的增加而下降

这种情况是由于药物分子结构中的发色团被包入 CD 的空洞中。随着 CD 用量的增加，包合率越大，导致紫外吸收曲线下降。

3. 药物在包合物中的紫外扫描曲线随 CD 浓度的增加而上升

这种情况常见于难溶性药物被 CD 包合后，溶解度增加，导致吸收度增大。

五、荧光光度法

如药物具有荧光，可用该法进行验证。药物分子由于被包入环糊精的空穴中，分子运动会受到限制，使荧光光谱和荧光强度有所变化。通过比较药物与包合物的荧光光谱，根据荧光光谱曲线中吸收峰的位置和高度的差别来判别包合物是否形成。

六、红外光谱法

红外光谱可提供分子振动能级的跃迁，药物分子结构决定了红外区吸收特征。通过比较药物与包合物在红外区吸收的特征，根据红外吸收峰的位移，吸收峰降低或消失等情况来判断包合物是否形成，主要应用于含羰基官能团药物包合物的检测。如分别测定川椒方中挥发油、β-CD、物理混合物和包合物的红外光谱，结果在包合物中挥发油的吸收频率，如 2900～1700cm^{-1}、1333～600cm^{-1}等吸收峰有明显的减弱，而在物理混合物中挥发油和β-CD的吸收特征频率均未减弱，说明挥发油-β-CD包合物已经形成。

七、差示热分析和差示扫描量热法

差示热分析法（DTA）和差示扫描量热法（DSC），这两种方法是鉴定药物-环糊精是否发生包合作用的常用方法。差示热分析是在程序控制温度下，测量试样与参比物之温差随温度而变化的一种技术。试样发生某些物理或化学变化时，将放热或吸热，使试样温度暂时升高或降低。DTA 曲线上便产生放热峰或吸热峰，测定客分子药物、环糊精、包合物、混合物各自的 DTA 曲线，由 DTA 曲线上的吸收峰及温差的变化可显示包合物是否形成。

差示扫描量热法是指在程序控制温度下，测量输入参比物和样品的能量随温度变化的一种分析方法。比 DTA 反应灵敏，重现性好，分辨率高而且较准确。如用 DSC 鉴定龙血竭-HP-β-CD 包合物，龙血竭在 64.56℃附近有一吸热峰，为熔点峰；HP-β-CD 在 69.37℃和 371.32℃附近各有一强度不等的吸热峰，为其熔点峰；而包合物的 DSC 曲线明显与之不同，只在 70～80℃附近有一个新的吸热峰，由此判断在 HP-β-CD 和龙血竭的包合过程中出现了一种新的物相，形成了包合物。

八、X-射线衍射法

X-射线衍射法是鉴别结晶性粉末的常用方法，各晶体物质在相同的角度处具有不同的晶面间距，从而显示不同的衍射峰。每种晶体的 X-射线衍射图都是独一无二的，若包合物的衍射图谱不同于药物、CD 和混合物的衍射图谱，证明形成了新的物相。

九、核磁共振法

从核磁共振谱上氢原子、碳原子的化学位移大小推断包合物的形成。可根据药物的化学结构有选择性地采用，一般对含有芳香环的药物可采用 ^{1}HNMR技术，而对不含有芳香环的药物可采用 CNMR 技术。如应用^{1}H-NMR 测定槲皮素-DP-β-CD 包合物，由于 DP-β-CD 内的 H-3，H-5 受到客体分子的屏蔽，苯环的环电流的各向异性，范德华力等影响，使其化学位移向高场移动，由此可以推断出客体在β-CD 空腔内发生了包合。

十、圆二色谱法

圆二色谱法为物理化学方法，其原理是：平面偏振光通过光学活性物质时，除了圆偏振光发生旋转外，还有偏振光被吸收的现象，导致左右旋转圆偏振光的能量不同，振幅也不同，这种现象称为圆二色性。在不同的波长下测定圆二色性物质的旋光度或椭圆率，以旋光度或椭圆率为纵坐标，波长为横坐标作图，可得到具有峰尖和峰谷的曲线，称为圆二色谱曲线。通过比较药物、β-CD及包合物曲线的形状可判断包合物是否形成。

案 例

薄荷油-羟丙基-β-环糊精包合物的制备

薄荷油是薄荷的主要有效成分，由于其具有较强的挥发性，遇光和热不稳定，在制剂与储存过程中容易逸散，影响制剂的稳定性和质量。羟丙4基-β-环糊精，是β-CD羟基被羟丙基取代生成的衍生物，水溶性很高，对热稳定，几乎无毒、无刺激，可提高药物的生物利用度，被认为是很有潜力的药物辅料和食品添加剂。吴波等优选了薄荷油-羟丙基-β-环糊精包合物的包合工艺。具体的方法是：采用饱和水溶液法制备薄荷油-HP-β-CD，以薄荷油包合率为指标，通过 $L_9(3)^4$ 正交设计考察投料比、包合时间、包合温度对工艺的影响，并通过TLC和UV法对包合物进行验证（薄荷油无水乙醇溶液在221nm处有最大吸收，而HP-β-CD乙醇提取液在此处则几乎无吸收）。最佳包合条件为投料比1∶4，包合时间1h，包合温度30℃，包合率15.45%。其优选的包合工艺稳定可行，且包合过程对挥发油成分无影响。

思考题

六神丸是一个著名的清热解毒利咽药，沿用至今已有百年历史，主要由牛黄、麝香、蟾酥、雄黄、冰片、珍珠这六味功效卓著的珍贵药材组成，此药有清热解毒、消炎止痛的功效。目前，该制剂的生产仍坚持传统的泛丸技艺，六神丸技艺第六代传承人张雄毅还获评首批88位“上海工匠”称号。六神丸处方中冰片具有挥发性，蟾酥具有强烈的刺激性。

请思考如何利用环糊精包合技术更好地降低冰片的损失，减少蟾酥的刺激性，且体外溶出优于原工艺制备的六神丸。

参考文献

[1] 张壮丽，王亚飞，荣晓哲，等．鱼腥草挥发油羟丙基-β环糊精包合物的制备［J］．中成药，2017，39（5）：926-933.

[2] Iacobazzi RM, Cutrignelli A, Stefanachi A, et al. Hydroxy-Propil-β-Cyclodextrin Inclusion Complexes of two Biphenylnicotinamide Derivatives: Formulation and Anti-Proliferative Activity Evaluation in Pancreatic Cancer Cell Models [J]. Int J Mol Sci. 2020; 21 (18): 6545-6551.

[3] 章国磊，姜星宇，王伟，等. 人参皂苷 Re-β-环糊精包合物的制备及其体内药动学研究 [J]. 中成药，2022，44 (10): 3085-3091.

[4] 苏梦，许汉林，胡奎，等. 石菖蒲挥发油 β-环糊精、羟丙基-β-环糊精包合物的制备及稳定性 [J]. 湖北中医药大学学报，2017，19 (3): 25-29.

[5] 万蒞，王莉. 冬凌草甲素环糊精包合物口腔崩解片的制备工艺及质量研究 [J]. 中国医院用药评价与分析，2018，18 (3): 384-387.

[6] 李瑞滕，刘岩，章辉，等. 治疗细菌性肺炎的肉桂油 β-环糊精包合物粉雾剂研究 [J]. 药学学报，2021，56 (10): 2642-2649.

[7] 吴波，任静，杨妍，等. 薄荷油-羟丙基-β-环糊精包合物的制备与验证 [J]. 中国实验方剂学杂志，2013，19 (11): 25-27.

第四章　微囊和微球制备技术

第一节　概　述

微型包囊是近40年来应用于药物的新工艺、新技术，其制备过程通称微型包囊术（Microencapsulation），简称微囊化，系利用天然的或合成的高分子材料（囊材）作为囊膜壁壳（Membrane wall），将固态药物或液态药物（囊心物）包裹而成药库型的微囊（Microcapsules）；也可使药物溶解和（或）分散在高分子材料中，形成骨架型（Matrix type）微小球状实体，称微球（Microspheres）。目前，尽管微囊化的药物制剂商品还不多，但药物微囊化技术的研究却是突飞猛进。微囊化技术的进展可分为几个阶段：20世纪80年代以前主要应用粒径为5μm～2mm的小丸，80年代发展了粒径小（0.01～10μm）的第二代产品，这类产品通过非胃肠道给药时，被器官或组织吸收能显著延长药效、降低毒性、提高活性和生物利用度。第三代产品主要是纳米级胶体粒子的靶向制剂，即具有特异的吸收和作用部位的制剂。

微囊（Microcapsules）指固态或液态药物被载体材料包封而成的微小包囊，粒径一般在1～250μm之间。

微球（Microparticles）指药物溶解或吸附在载体材料中而形成的微小球状实体，粒径一般在1～250μm之间，如图4-1所示。

微囊和微球在制剂制备过程中是中间体，可以先将药物制备成微囊或微球后，再根据需要制备成不同剂型，如注射剂、散剂、胶囊剂、栓剂、膜剂等。

药物微囊/微球化的主要目的包括以下方面：①使药物具有靶向性。通过将治疗指数较低的药物制备成微囊或者微球，可以提高药物在体内局部有效药物浓度；②提高药物稳定性。如β-胡萝卜素容易被氧化，挥发油类药物稳定性较差，通过微囊化可以改善其稳定性；③掩盖药物不良气味。如大蒜素、鱼肝油等通过微囊后可以掩盖其不良气味及口味，提高患者服药顺应性；

④使液态药物固态化。例如将油类、脂溶性维生素类包裹成微囊或微球，可使药物便于应用和贮存。⑤使药物具有缓释性。例如薄荷素油缓释微囊、醋酸亮丙瑞林缓释微球。

近年来由于可生物降解无毒聚合物的开发，人工化学栓塞或通过注射油液或乳剂的淋巴系统导向肿瘤的靶向制剂都已获得成功。应用影细胞（Ghost cell）或重组细胞（如红细胞）作载体，使生物相容性得以改善；缓释控释避孕药、提高抗体滴度（Titer）的抗原微囊化也已实现。临床上将微囊化技术应用于敏感的生物分子，如蛋白质、酶、激素、肽类，甚至应用于活细胞，可减少活性损失或变性。人工细胞模拟细胞的天然功能，既能保留原有成分，又能与低分子促透剂进行交换反应。这种细胞膜较薄，不仅要求具有半透性，而且也能防止免疫反应或其他引起失活或排斥的反应。这样就可以应用酶、激素甚至生物相容的活细胞进行置换疗法，为纠正组织或细胞功能不全开辟新的途径。微囊化的胰岛（Islets of langerthans）能保持活力并能在有糖尿病的动物体内长时期不断分泌胰岛素。临床上早已应用包囊的活性炭进行体外循环，为肾衰竭或肝功能失调的病人解毒。能产生单克隆抗体的杂交细胞，已成功地包囊而应用于生物工程大量生产抗体。

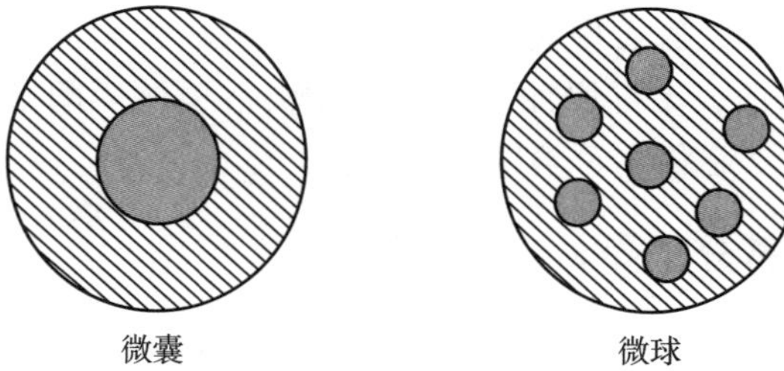

图 4－1　微囊、微球示意图

第二节　常用载体材料

一、天然高分子囊材

天然高分子材料是最常用的囊材，因其稳定、无毒、成膜性好。

（一）明胶

明胶是氨基酸与肽交联形成的直链聚合物，聚合度不同的明胶具有不同的分子量，其平均分子量 M_{av} 在 15000～25000 之间。因制备时水解方法的不同，明胶分酸法明胶（A 型）和碱法明胶（B 型）。A 型明胶的等电点为 7～

9，10g/L溶液25℃时的pH值为3.8～6.0；B型明胶稳定而不易长菌，等电点为4.7～5.0，10g/L溶液25℃的pH值为5.0～7.4。两者的成囊性无明显差别，溶液的黏度均在0.2～0.75cPa·s之间，可生物降解，几乎无抗原性。通常可根据药物对酸碱性的要求选用A型或B型，用于制备微囊的用量为20～100g/L。

（二）阿拉伯胶

一般常与明胶等量配合使用，作囊材的用量为20～100g/L，亦可与白蛋白配合作复合材料。

（三）海藻酸盐

为多糖类化合物，常用稀碱从褐藻中提取而得。海藻酸钠可溶于不同温度的水中，不溶于乙醇、乙醚及其他有机溶剂；不同M_{av}产品的黏度有差异。也可与聚赖氨酸合用作复合材料。因海藻酸钙不溶于水，故海藻酸钠可用$CaCl_2$固化成囊。研究各种灭菌方法对海藻酸盐的影响：高温灭菌（120℃、20min）使其10g/L溶液的黏度降低64%；低温加热（80℃、30min）几个循环时灭菌效果差，反而促使海藻酸盐逐步断键；用环氧乙烷灭菌也降低黏度并发生断键；膜过滤除菌后的产物，其黏度和M_{av}都不变。

（四）壳聚糖

壳聚糖是由甲壳素脱乙酰化后制得的一种天然聚阳离子多糖，可溶于酸或酸性水溶液，无毒、无抗原性，在体内能被溶菌酶等酶解，具有优良的生物降解性和成膜性，在体内可溶胀成水凝胶。

二、半合成高分子囊材

作囊材的半合成高分子材料多系纤维素衍生物，其特点是毒性小、黏度大、成盐后溶解度增大。

（一）羧甲基纤维素盐

羧甲基纤维素盐属阴离子型的高分子电解质，如羧甲基纤维素钠（CMC-Na）常与明胶配合作复合囊材，一般分别配1～5g/L CMC-Na及30g/L明胶，再按体积比2∶1混合。CMC-Na遇水溶胀，体积可增大10倍，在酸性溶液中不溶。水溶液黏度大，有抗盐能力和一定的热稳定性，不会发酵，也可以制成铝盐CMC-Al单独作囊材。

（二）醋酸纤维素酞酸酯（CAP）

在强酸中不溶解，可溶于pH＞6的水溶液，分子中含游离羧基，其相对含量决定其水溶液的pH值及能溶解CAP的溶液最低pH值。用作囊材时可单独使用，用量一般为30g/L，也可与明胶配合使用。

（三）乙基纤维素

乙基纤维素（EC）化学稳定性高，适用于多种药物的微囊化，不溶于水、甘油和丙二醇，可溶于乙醇，遇强酸易水解，故对强酸性药物不适宜。

（四）甲基纤维素

甲基纤维素（MC）用作微囊囊材的用量为10～30g/L，亦可与明胶、CMC-Na、聚维酮（PVP）等配合作复合囊材。

（五）羟丙甲纤维素

羟丙甲基纤维素（HPMC）能溶于冷水成为黏性溶液，不溶于热水，长期贮存稳定，有表面活性，表面张力为（42～56）$\times 10^{-5}$N/cm。

三、合成高分子囊材

作囊材用的合成高分子材料有生物不降解的和生物可降解的两类。生物不降解且不受pH值影响的囊材有聚酰胺、硅橡胶等。生物不降解、但在一定pH条件下可溶解的囊材有聚丙烯酸树脂、聚乙烯醇等。近年来，生物可降解的材料得到了广泛的应用，如聚碳酸酯、聚氨基酸、聚乳酸（PLA）、丙交酯乙交酯共聚物（PLGA）、聚乳酸-聚乙二醇嵌段共聚物（PLA-PEG）、ε-己内酯与丙交酯嵌段共聚物等，其特点是无毒、成膜性好、化学稳定性高，可用于注射。

聚酯类是迄今研究最多、应用最广的生物可降解合成高分子，它们基本上都是羟基酸或其内酯的聚合物。常用的羟基酸是乳酸（Lactic acid）和羟基乙酸（Glycolic acid）。乳酸缩合得到的聚酯用PLA表示，由羟基乙酸缩合得到的聚酯用PGA表示，由乳酸与羟基乙酸直接缩合得到的聚酯也可叫丙交酯乙交酯共聚物，用PLGA表示。聚合比例不同、分子量不同，可获得不同的降解速度。这些聚合物都表现出一定的降解融蚀的特性。降解是聚合物断键，分子量减小，直至成为单体；融蚀是指分解的小分子脱离了聚合物。聚乳酸（PLA）的M_{av}=1万～40万范围时，降解时间为2～12个月，其中M_{av}=9万的熔点为60℃，在体内6个月降解。消旋丙交酯乙交酯共聚物（PLGA）中各成分比例不同，降解速度不同，若丙交酯：乙交酯=75：25的共聚物在体内1个月可降解；比例为85：15的为囊材，在体内3个月可降解。FDA批准的体内可降解材料有PLA和PLGA，而且有产品上市。

（一）聚酯类

聚酯类（Polyester）合成高分子材料主要是羟基酸或其内酯的聚合物，这类材料在体内可生物降解。常用的羟基酸包括乳酸（Lactic acid）和羟基乙酸（Glycolic acid）。由乳酸缩合得到的聚酯用PLA表示。由羟基乙酸缩合得到的聚酯用PGA表示。PLA无毒，具有良好的成囊和成膜性能，生物相容性好，不溶于二氯甲烷、三氯甲烷、丙酮等有机溶剂。

（二）聚乳酸-羟基乙酸共聚物

聚乳酸-羟基乙酸共聚物（Poly lactide-glycolide acid，PLGA）由聚乳酸

和羟基乙酸聚合而成。PLGA 无毒，生物相容性好，具有良好的成囊和成膜性能。PLGA 不溶于水，能够溶解于三氯甲烷、四氢呋喃、丙酮、乙酸乙酯等有机溶剂。

（三）聚乙二醇 6000

聚乙二醇 6000（PEG6000）平均分子量为 6000～7500 能溶于水形成澄明的溶液。

（四）聚酰胺

聚酰胺（Polyamide）具有柔韧性和延展性，在碱性水溶液中稳定，在酸性水溶液中迅速被破坏。

第三节　微囊和微球的制备方法

一、微囊的制备方法

微囊的制备方法可归纳为物理化学法、物理机械法和化学法三大类。根据药物、囊材的性质和微囊的粒径、释放要求以及靶向性要求，选择不同的制备方法。

（一）物理化学法

本法在液相中进行，囊心物与囊材在一定条件下形成新相析出，故又称相分离法（Phase separation）。其微囊化步骤大体可分为囊心物的分散、囊材的加入、囊材的沉积和囊材的固化 4 步，如图 4－2。

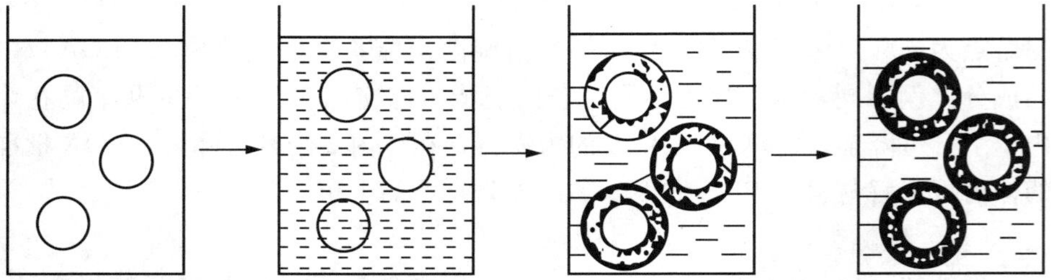

（a）囊心物的分散　（b）囊材的加入　（c）囊材的加入　（d）囊材的固化

图 4－2　物理化学法微囊化步骤

相分离工艺现已成为药物微囊化的主要工艺之一，它所用设备简单，高分子材料来源广泛，可将多种类别的药物微囊化。相分离法分为单凝聚法、复凝聚法、溶剂-非溶剂法、改变温度法和液中干燥法。

1. 单凝聚法（Simple coacervation）

是在高分子囊材溶液中加入凝聚剂以降低高分子材料的溶解度而凝聚成囊的方法，在相分离法中较常用的一种方法。

基本原理：如将药物分散在明胶材料溶液中，然后加入凝聚剂（可以是强亲水性电解质硫酸钠水溶液，或强亲水性的非电解质如乙醇），由于明胶分子水合膜的水分子与凝聚剂结合，使明胶的溶解度降低，分子间形成氢键，最后从溶液中析出而凝聚形成凝聚囊。这种凝聚是可逆的，一旦解除凝聚的条件（如加水稀释），就可发生解凝聚，凝聚囊很快消失。这种可逆性在制备过程中可加以利用，经过几次凝聚与解凝聚，直到凝聚囊形成满意的形状为止（可用显微镜观察）。最后再采取措施加以交联，使之成为不凝结、不粘连、不可逆的球形微囊。

工艺：如以明胶为囊材的左炔诺孕酮-雌二醇微囊，将左炔诺孕酮与雌二醇混匀，加到明胶溶液中混悬均匀，加入硫酸钠溶液（凝聚剂），形成微囊，再加入稀释液，即 Na_2SO_4 溶液，其浓度由凝聚囊系统中已有的 Na_2SO_4 浓度（如为 a%）加 1.5%（即（a+1.5)%），稀释液体积为凝聚囊系统总体积的 3 倍，稀释液温度为 15℃。所用稀释液浓度过高或过低，可使凝聚囊粘连成团或溶解。得粒径在 10～40μm 的微囊占总重量 95%以上，平均体积径为 20.7μm。

成囊条件：

（1）凝聚系统的组成：单凝聚法可以用三元相图来寻找该系统中产生凝聚的组成范围。如明胶-水-硫酸钠系统的单凝聚三元相图，如图 4-3 所示。

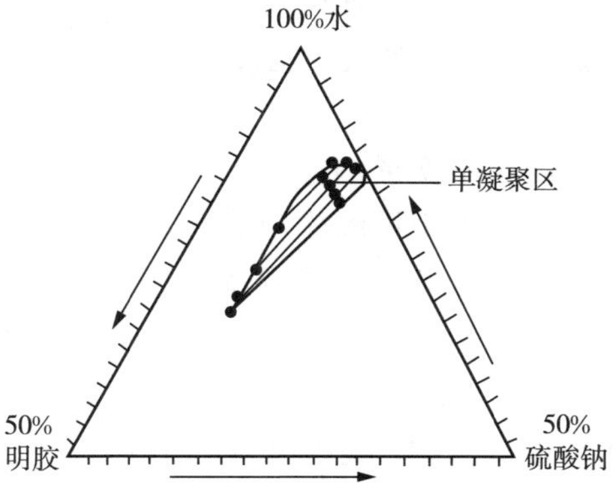

图 4-3 明胶-水-硫酸钠的三元相图

（2）明胶溶液的浓度与温度：增加明胶的浓度可加速胶凝，浓度降低到一定程度就不能胶凝，同一浓度时温度愈低愈易胶凝，而高过某温度则不能胶凝，浓度愈高的可胶凝的温度上限愈高。如 5%明胶溶液在 18℃以下才胶凝，而15%明胶可在23℃以下胶凝。通常明胶应在37℃以上凝聚成凝聚囊，然后在较低温度下黏度增大而胶凝。明胶单凝聚成囊时的温度在40℃、45℃、50℃、55℃、60℃时其产率、粒径大小和分布均不相同。如50℃时产率为63%，其中65%以上的微囊粒径为5.5μm，而40℃和45℃时的产率分别为74%和95%，但粒径为5.5μm的微囊分别只有37.4%和33%，而55℃和60℃时产率分别为72%和58%，且多数微囊的粒径小于2μm。又如CAP单凝聚时，用Na_2SO_4作凝聚剂，成囊后凝聚相与水相的界面张力较大，囊形不好，需升高温度且加入水以降低界面张力，才能改善囊形。

(3) 药物及凝聚相的性质：单凝聚法在水中成囊，因此要求药物难溶于水，但也不能过分疏水，否则仅形成不含药物的空囊。成囊时系统含有互不溶解的药物、凝聚相和水三相。微囊化的难易取决于明胶同药物的亲和力，亲和力强的易被微囊化。

如果作为囊心物的药物过分亲水则易被水包裹，只存在于水相中而不能混悬于凝聚相中成囊，如淀粉或硅胶作囊心物都因过分亲水而不能成囊。如药物过分疏水，因凝聚相中含大量的水，使药物既不能混悬于水相中，又不能混悬于凝聚相中，也不能成囊。如双炔失碳酯，加入脂肪酸山梨坦20可增大双炔失碳酯的亲水性，就可以成囊。

(4) 凝聚囊的流动性及其与水相间的界面张力：为了得到良好的球形微囊，凝聚后的凝聚囊应有一定的流动性。如用A型明胶制备微囊时，可滴加少许醋酸使溶液的pH值在3.2～3.8之间，能得到更小的球形囊，因为这时明胶分子中有较多的$-NH_3^+$离子，可吸附较多的水分子，降低凝聚囊-水间的界面张力。凝聚囊的流动性好，使凝聚囊易于分散呈小球形。若调节溶液的pH值至碱性则不能成囊，因接近等电点（pH8.5），有大量黏稠块状物析出。B型明胶则不调pH值也能成囊。

(5) 交联固化：欲制得不变形的微囊，必须加入交联剂固化，同时还要求微囊间的粘连愈少愈好。常用甲醛作交联剂，通过胺醛缩合反应使明胶分子互相交联而固化。交联的程度受甲醛的浓度、反应时间、介质的pH值等因素的影响，交联的最佳pH值是8～9。若交联不足则微囊易粘连；若交联过度，所得明胶微囊脆性太大。

若药物在碱性环境中不稳定，可改用戊二醛代替甲醛，在中性介质中使明胶交联固化。戊二醛在水溶液中常以聚合物的形式存在，如二聚体、多聚体等，多聚体还可以形成环状。

成囊的影响因素：

(1) 凝聚剂的种类和pH值：常用凝聚剂有各种醇类和电解质。用电解质作凝聚剂时，阴离子对胶凝起主要作用，强弱次序为枸橼酸＞酒石酸＞硫酸＞醋酸＞氯化物＞硝酸＞溴化物＞碘化物；阳离子也有胶凝作用，其电荷数愈高胶凝作用愈强。用分子量分别为3万、4万、5万及6万的A型明胶，配成5％溶液，调pH值分别达到2、4、6、8、10及12时，各加入一定量药物，在搅拌下分别加入不同的凝聚剂，倒入冰水中胶凝，静置、分离，用冷异丙醇洗后，用10％甲醛的异丙醇溶液交联并脱水，再真空干燥，即得含药的粉末状微囊。如用甲醇作凝聚剂，分子量M＝3万～5万的明胶在pH值6～8能凝聚成囊；用乙醇作凝聚剂，明胶M＝3万的在pH值6～10，M＝4万～5万的在pH值6～8，M＝6万的在pH值8时均可成囊；而用硫酸钠作凝聚剂，M＝3万～6万的明胶，在pH值2～12均能凝聚成囊。总之，明胶的分子量不同，使用的凝胶剂不同，其成囊pH值也不同。

（2）药物的性质：药物与明胶要有亲和力，吸附明胶的量要达到一定程度才能包裹成囊。

（3）增塑剂的影响：为了使制得的明胶微囊具有良好的可塑性，不粘连、分散性好，常加入增塑剂，如山梨醇、聚乙二醇、丙二醇或甘油等。Nikolayey等研究表明，在单凝聚法制备明胶微囊时加入增塑剂，可减少微囊聚集、降低囊壁厚度，且加入增塑剂的量同释药半衰期$t_{1/2}$之间呈负相关。

2. 复凝聚法（Complex coacervation）

系使用带相反电荷的两种高分子材料作为复合囊材，在一定条件下交联且与囊心物凝聚成囊的方法。复凝聚法是经典的微囊化方法，它操作简便，容易掌握，适合于难溶性药物的微囊化。

可作复合材料的有明胶与阿拉伯胶（或CMC或CAP等多糖）、海藻酸盐与聚赖氨酸、海藻酸盐与壳聚糖、海藻酸与白蛋白、白蛋白与阿拉伯胶等。

现以明胶与阿拉伯胶为例，说明复凝聚法的基本原理。将溶液pH值调至明胶的等电点以下使之带正电（pH值为4.0～4.5时明胶带的正电荷多），而阿拉伯胶仍带负电。由于电荷互相吸引交联形成正、负离子的络合物，溶解度降低而凝聚成囊，加水稀释，加入甲醛交联固化，洗去甲醛，即得。如氯贝丁酯复凝聚微囊。

如用明胶及阿拉伯胶为材料，水、明胶、阿拉伯胶三者的组成与凝聚现象的关系，可由图4-4三元相图说明。图中K为复凝聚区，即可形成微囊的低浓度。

明胶和阿拉伯胶混合溶液，P为曲线以下两相分离区，两胶溶液不能混溶亦不能形成微囊；H为曲线以上两胶溶液可混溶形成均相的溶液区。A点代表10％明胶、10％阿拉伯胶和80％水的混合液，必须加水稀释，沿$A \rightarrow B$虚线进入凝聚区K才能发生凝聚。

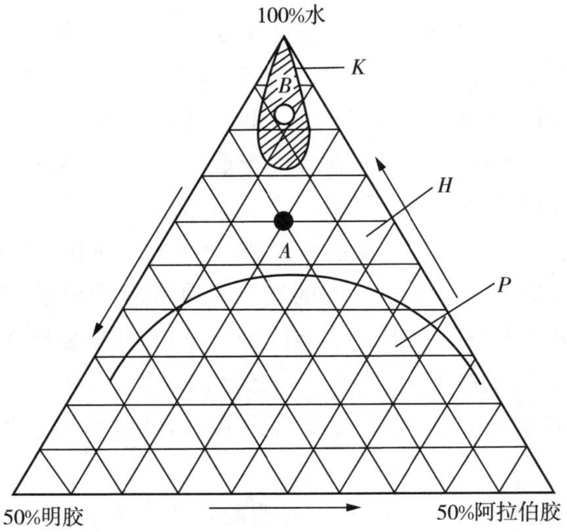

图 4－4　明胶、阿拉伯胶、水的三元相图

相图说明，明胶同阿拉伯胶发生复凝聚时，除 pH 值外，浓度也是重要条件。

复凝聚法及单凝聚法对固态或液态的难溶性药物均能得到满意的微囊。但药物表面都必须为囊材凝聚相所润湿，从而使药物混悬或乳化于该凝聚相中，才能随凝聚相分散而成囊。因此可根据药物性质适当加入润湿剂。此外还应使凝聚相保持一定的流动性，如控制温度或加水稀释等，这是保证囊形良好的必要条件。

3. *溶剂-非溶剂法*（Solvent-nonsolvent）

是在囊材溶液中加入一种对囊材不溶的溶剂（非溶剂），引起相分离，而将药物包裹成囊的方法。常用囊材的溶剂与非溶剂的组合见表 4－1。使用疏水囊材，要用有机溶剂溶解，疏水性药物可与囊材溶液混合，亲水性药物不溶于有机溶剂，可混悬或乳化在囊材溶液中。然后加入争夺有机溶剂的非溶剂，使材料降低溶解度而从溶液中分离，除去有机溶剂即得。如促肝细胞生长素微囊平均粒径 12.7μm，载药量 29.7%，药物的包封产率达 95.7%。

表 4－1　常用囊材的溶剂与非溶剂的组合

囊　材	溶　剂	非溶剂
乙基纤维素	四氯化碳（或苯）	石油醚
苄基纤维素	三氯乙烯	丙醇
醋酸纤维素丁酯	丁酮	异丙醚

（续表）

囊　材	溶　剂	非溶剂
聚氯乙烯	四氢呋喃（或环己烷）	水（或乙二醇）
聚乙烯	二甲苯	正己烷
聚醋酸乙烯酯	氯仿	乙醇
苯乙烯马来酸共聚物	乙醇	醋酸乙酯

4. 改变温度法

本法不加凝聚剂，而通过控制温度成囊。EC 作囊材时，可先在高温溶解，后降温成囊。使用聚异丁烯（PIB，$M_{av}=3.8\times10^5$）作稳定剂可减少微囊间的粘连。用 PIB 与 EC、环己烷组成的三元系统，在 80℃溶解成均匀溶液，缓慢冷至 45℃，再迅速冷至 25℃，EC 可凝聚成囊。

以改变温度法用 EC 将维生素 C 微囊化时使用了几种分散剂（浓度均为 3%），防止粘连的效率依次是：丁基橡胶＞PIB＞＞聚乙烯＞＞空白（不加分散剂）；而释放速率的顺序依次是：PIB＜聚乙烯＜空白＜＜丁基橡胶。PIB 的最佳用量随其 M_{av} 不同而有所不同。当 $M_{av}=3.8\times10^5$ 或 6×10^5 时，最佳用量范围分别为 4.7%～7%或 3%；当 $M_{av}=(2\sim4)\times10^5$ 时，用 3%改善囊膜，且可缓释。当 PIB 的 M_{av} 大时，形成的微囊粒径很小，呈不粘连的球状实体（即微球）。

5. 液中干燥法

从乳状液中除去分散相中的挥发性溶剂以制备微囊的方法称为液中干燥法（In-liquid drying），亦称为乳化-溶剂挥发法。

液中干燥法的干燥工艺包括两个基本过程：溶剂萃取过程（两液相之间）和溶剂蒸发过程（液相和气相之间）。按操作可分为连续干燥法、间歇干燥法和复乳法。前二者应用于 O/W 型、W/O 型及 O/O 型（如乙腈/液状石蜡、丙酮/液状石蜡等）乳状液，复乳法应用于 W/O/W 型或 O/W/O 型复乳。它们都要先制备囊材的溶液，乳化后囊材溶液存在于分散相中，与连续相不混溶，但囊材溶剂对连续相应有一定的溶解度，否则萃取过程无法实现。连续干燥法及间歇干燥法中，如所用的囊材溶剂能溶解药物，则可制得微球，否则是微囊。复乳法制得的通常是微囊。

采用连续干燥法制备微囊时，如囊材的溶剂与水不相混溶，多用水作连续相，加入亲水性乳化剂（如极性的多元醇），制成 O/W 型乳状液；亦可用高沸点的非极性液体，如液状石蜡作连续相，制成 O/O 型乳状液。如囊材的溶剂能与水混溶，则连续相可用液状石蜡，加入油溶性乳化剂（如脂肪酸山梨坦 80 或 85），制成 W/O 型乳状液。根据以上连续相的不同，又分别称为水中干燥法及油中干燥法。

如布洛芬既可采用水中干燥法，亦可采用油中干燥法制备微囊。水中干燥法微囊化的操作：将 EC 溶于 CH_2Cl_2 中，加入过 100 目筛的布洛芬粉末，在 30℃水浴中 250r/min 搅拌 20min，在搅拌下加至含 0.5%表面活性剂的 100mL 蒸馏水中。水温由 30℃逐步升高到 40℃，230r/min 搅拌 3h，过滤，用 50mL 蒸馏水洗涤 3 次，室温干燥 24h，即得粉末状微囊。油中干燥法微囊化的操作：将 Eudragit RS 溶于丙酮中，加入过 100 目筛的布洛芬粉末，在 10℃水浴中 250r/min 搅拌 20min，搅拌下加到 200mL 同温液状石蜡中，水浴温度由 10℃逐步升高到 35℃，190r/min 搅拌 4h，过滤，用正己烷洗涤 3 次，减压干燥即得粉末状微囊。

用 O/W 型乳状液的连续干燥法所得微囊表面常含药物微晶体。但如果控制干燥速率，使初步干燥的微囊迅速萃取形成硬膜后再继续干燥，即可得满意的微囊，称间歇干燥法。

连续干燥法或间歇干燥法如用水作连续相，不宜制作水溶性药物的微囊，因其中的药物易进入水相而降低包封产率和载药量，此时可用 O/O 型乳状液。

复乳法中常用的是 W/O/W 型复乳法。以阿拉伯胶和 EC 为囊材制备微囊时，可将阿拉伯胶水溶液分散在含 EC 的乙酸乙酯有机相中形成 W/O 型乳状液；阿拉伯胶与 EC 在分散相和连续相的界面分别形成两层吸附膜，乳状液进一步与阿拉伯胶溶液乳化，形成 W/O/W 型复乳；此时出现新的水/油界面，阿拉伯胶与 EC 再一次形成两层吸附膜。透析除去内、外 EC 膜中的乙酸乙酯有机溶剂，过滤，得内外层都是阿拉伯胶膜、中间是 EC 膜的具有三层膜的微囊，其粒径在 50μm 以下。

（二）物理机械法

本法是将固态或液态药物在气相中进行微囊化的方法，需要一定设备条件。

1. 喷雾干燥法（Spray drying）

可用于固态或液态药物的微囊化，粒径范围通常为 5～600μm。工艺是先将囊心物分散在囊材的溶液中，再用喷雾法将此混合物喷入惰性热气流使液滴收缩成球形，进而干燥即得微囊。如囊心物不溶于囊材溶液，可得到微囊，如降肺动脉高压的粉防己碱微囊；如能溶解，则得微球。溶解囊材的溶剂可以是水，也可以是有机溶剂，以水作溶剂更易达到环保要求，降低成本。

喷雾干燥法的工艺影响因素包括混合液的黏度、均匀性、药物及囊材的浓度、喷雾的速率、喷雾方法及干燥速率等。囊心物所占的比例不能太大以保证被囊膜包裹，如囊心物为液态，其在微囊中含量一般不超过 30%。

微囊的干燥过程中注意静电引起的粘连，囊材中加入聚乙二醇作抗粘剂，可降低微囊带电而减少粘连。处方中使用水或水溶液，或采用连续喷雾工艺，均可减少微囊带电而避免粘连；当包裹小粒径的囊心物时，在囊材溶液中加入抗粘剂，可减少微囊粘连。常用的抗粘剂及其常用量见表 4－2。二氧化硅、滑石粉及硬脂酸镁等亦可以粉状加在微囊成品中，以减少贮存时的粘连或在压片及装空心胶囊时改善微囊的流动性。

表 4－2　包囊时使用的抗粘剂及其常用量

抗粘剂	囊材溶液中的质量分数/%	微囊成品中质量分数/%
滑石粉	20～100	1～3
硅胶	3～20	1～3
硬脂酸镁	10～50	0.5～3

制备磁共振成像造影剂钆喷酸葡胺（Gadopentetate dimeglumine）的 EC 微囊时，采用多层（5 层）喷雾包衣法，成品粒径 126μm。

2. *喷雾凝结法*（Spray congealing）

将囊心物分散于熔融的囊材中，喷于冷气流中凝聚而成囊的方法。常用的囊材有蜡类、脂肪酸和脂肪醇等，在室温均为固体，而在较高温下能熔融。如以美西律盐酸盐（Mexiletine hydrochloride）为囊心物，用硬脂酸和 EC 为复合囊材，以 34.31～68.62kPa 的压缩空气通过喷雾凝结法成囊，粒径为 8～100μm。

3. *空气悬浮法*（Air suspension）

亦称流化床包衣法（Fluidized bed coating），系利用垂直强气流使囊心物悬浮在气流中，将囊材溶液通过喷嘴喷射于囊心物表面，热气流将溶剂挥干，囊心物表面便形成囊材薄膜而成微囊。本法所得的微囊粒径一般在 35～5000μm 范围。囊材可以是多聚糖、明胶、树脂、蜡、纤维素衍生物及合成聚合物。在悬浮成囊的过程中，药物虽已微粉化，但在流化床包衣过程中可能会黏结，因此可加入第三种成分如滑石粉或硬脂酸镁，先与微粉化药物粘结成一个单位，然后再通过流化床包衣，可减少微粉化药物的黏结。设备装置基本上与小丸悬浮包衣装置相同。

4. *多孔离心法*（Multiorifice-centrifugal process）

利用圆筒的高速旋转使囊心物产生离心力，另使囊材溶液形成液态膜，囊心物高速穿过液态膜形成微囊，再经过不同方法加以固化（用非溶剂、凝结或挥去溶剂等），即得微囊。

5. *锅包衣法*（Pan coating）

系利用包衣锅将囊材溶液喷在固态囊心物上挥干溶剂形成微囊，导入包衣锅的热气流可加速溶剂挥发。

上述几种物理机械法均可用于水溶性和脂溶性的、固态或液态药物的微囊化，其中以喷雾干燥法最常用。通常，采用物理机械法时囊心物有一定损失且微囊有粘连，但囊心物损失在5%左右、粘连在10%左右，生产中都认为是合理的。

（三）化学法

化学法系指利用溶液中的单体或高分子通过聚合反应或缩合反应生成囊膜而制成微囊的方法。本法的特点是不加凝聚剂，先制成W/O型乳状液，再利用化学反应交联固化。

1. 界面缩聚法（Interface polycondensation）

亦称界面聚合法是在分散相（水相）与连续相（有机相）的界面上发生单体的缩聚反应。例如，水相中含有1，6-己二胺和碱，有机相中含对苯二甲酰氯的环己烷、氯仿溶液，将上述两相混合搅拌，在水滴界面上发生缩聚反应，生成聚酰胺。

由于缩聚反应的速率超过1，6-己二胺向有机相扩散的速率，故反应生成的聚酰胺几乎完全沉积于乳滴界面成为囊材。如门冬酰胺酶微囊的制备：取门冬酰胺酶10mg及门冬酸50mg，溶于1mL人体O型血红蛋白液和1.5mL、pH8.4硼酸钠缓冲溶液中。加1mL 1，6-己二胺的硼酸钠溶液，置于反应瓶中，再加20mL混合试剂（由环己烷150mL、氯仿30mL、脂肪酸山梨坦85 0.9mL混匀组成）。置4℃水浴中3000r/min搅拌1min，加对苯二甲酰氯1mL，继续搅拌5min，最后加30mL混合溶剂，再继续搅拌0.5min。显微镜下观察微囊，如果已形成，立即将此囊液转入离心管中，1000r/min离心1min，弃去上清液。加25mL分散液（12.5mL聚山梨酯20加12.5mL蒸馏水），搅拌3min，加50mL蒸馏水，继续搅拌1min。再倾去上清液，将微囊混悬于生理盐水中，4℃保存。微囊平均粒径为20μm。

淀粉衍生物（如羟乙基淀粉HES或羧甲基淀粉CMS）用邻苯二甲酰氯发生界面交联反应亦可得微囊。方法是：将淀粉衍生物溶于含有药物（如水杨酸盐）的pH9.8缓冲溶液中，在5%（*V*/*V*）脂肪酸山梨坦-85的混合溶剂（氯仿/环己烷体积比1/4）中，乳化成W/O型乳状液，加入邻苯二甲酰氯搅拌30min进行交联，加环己烷稀释，离心。微囊用聚山梨酯-80的95%乙醇溶液、95%乙醇和水分别洗涤，即得。如在淀粉衍生物水溶液中加有蛋白质（人血清白蛋白或明胶），所得微囊可生物降解。

2. 辐射交联法

该法系将明胶在乳化状态下，经γ射线照射发生交联，再处理制得粉末状微囊。该工艺的特点是工艺简单，不在明胶中引入其他成分。现以门冬酰胺酶明胶微囊为例，将明胶溶液与含乳化剂硬脂酸钙的液状石蜡混合搅拌，形成 W/O 型乳状液，通氮气除氧，用 60Co 源照射后，超速离心破乳，倾去液状石蜡。将所得微囊分别用乙醚、乙醇洗，真空干燥得粉末状微囊，浸吸门冬酰胺酶水溶液后，置保干器中除水，即得。

门冬酰胺是人体细胞的必需品，正常细胞能自身合成，而癌细胞则须靠宿主提供。用门冬酰胺酶将门冬酰胺水解，则癌细胞将会失去赖以生长的门冬酰胺而死亡。门冬酰胺酶常用于治疗急性淋巴细胞白血病，但酶类属于异种蛋白，可引起过敏反应，长期注射可产生抗体而失活。将其制备成微囊可以避免过敏反应和失活。有人将门冬酰胺酶微囊给小白鼠腹腔注射，发现第一周分布在整个腹腔内，第二周腹腔上部仍有微囊浓集。一次注射 70 万单位，在腹腔的有效期至少保持 4 周。一般门冬酰胺酶水溶液注射后，作为异种蛋白而被迅速排泄。而微囊内的门冬酰胺酶可滞留在腹腔内，继续释放药物而抑制肿瘤的生长。

二、微球的制备方法

（一）乳化液中干燥（或萃取）法

该法是最常用的微球制备方法。在含 PLGA 或聚酸酐的有机溶媒（二氧甲烷或醋酸乙酯）中，加入抗原水溶液或直接加入微粉化的抗原，在匀浆或超声振荡下制成 W/O 初乳或混悬液，然后将其加入大量的外水相中萃取分散相中的有机溶媒使微球固化，经分离干燥，制得流动性良好的微球。

Cleland 等采用复乳（W/O/W）-液中干燥法将 MNrgp120（一种预防 HIV-1 病毒的亚单位蛋白）制成亚单位疫苗微球。抗原包封率随聚合物溶液特性黏度增大而提高，而后者可以通过降低体系温度或提高有机相中聚合物浓度得以增加。水溶液/有机溶液体积比对抗原包封率和释放模式有着重要影响，当 V（水相）/V（有机相）比值≤0.1 时，PLGA 微球的抗原包封率可达 100%左右。抗原微球的体外释放呈三相模式，即药物突释相、释放停滞相和第二次突释相。

（二）超声喷雾-低温固化法（亦称喷雾低温萃取法）

体内外试验表明，用超声喷雾-低温固化法制备的微球，抗原呈连续模式释放。还有报道采用 PLGA 与低分子址的 PLA 为合金骨架材料制成的微球或具有较高载药量（>10%/W/W）的微球，抗原也可实现连续释放，而且突释剂量较低。体外释放试验表明，包载 BSA 的 PLA 微球可按零级动力学模式持续释放 15 天，而含 12%人血清清蛋白（HAS）的微球能连续释放抗原达 26 天之久，而且无明显突释效应，但未见相关的体内研究报道。

除了上述两种方法外，也有采用喷雾干燥法制备多联疫苗（Multivalent vaccine）微球的报道。

第四节　微囊和微球的质量评价

微囊、微球的质量评价是保证药物发挥应有作用的重要一环。目前虽有微囊、微球制剂的商品，但如何圆满地评价其质量有待进一步深入研究。目前微囊、微球的质量评价，除制成的制剂本身要求应符合《中国药典》二部附录规定外，再强调下述内容。

一、形态、粒径及其分布

可采用光学显微镜、扫描或电子显微镜观察形态并提供照片。微囊形态为圆整球形或椭圆形的封闭囊状物，微球应为圆整球形或椭圆形的实体。

不同制剂对粒径有不同的要求。注射剂的微囊、微球粒径应符合中国药典中混悬注射剂的规定；用于静脉注射起靶向作用时，应符合静脉注射的规定。

应提供微囊、微球粒径平均值及其分布数据或图形（如直方图或分布曲线图）。

粒径的测定有多种方法，常用校正过的带目镜测微仪的光学显微镜测定。取试样置于玻片上，必要时用甘油或液状石蜡稀释，直接观测至少500个微囊、微球，并将粒径范围划分为若干单元（如5～9.9μm、10～14.9μm、15～19.9μm等）。可由式（4-1）求算术平均径D_{av}，由式(4-2)算出每个粒径范围的微囊、微球所占的重量百分率g：

$$D_{av}=\sum(Nd)/\sum N$$

$$=(N_1d_1+N_2d_2+\cdots\cdots+N_nd_n)/(N_1+N_2+\cdots\cdots+N_n) \quad (4-1)$$

$$g=[Nd^3/\sum(Nd^3)]\times 100\% \quad (4-2)$$

式中，N_1、N_2、……N_n为具有粒径d_1、d_2……、d_n的粒子数；

N为在某个粒径范围的粒子数；

d为某粒径范围内的平均粒径。

将所测得的以上数据，以粒径为横坐标，以频率为纵坐标，可绘制直方图。频率可以用粒子个数为基准，也可以重量为基准计算，即由式(4-2)所得各单元的重量百分率。

粒径分布亦可用跨距(Span)表示，跨距愈小分布愈窄，即大小愈均匀：

$$跨距=(D_{0.9}-D_{0.1})/D_{0.5} \quad (4-3)$$

式中，$D_{0.1}$、$D_{0.5}$、$D_{0.9}$分别O粒径分布图中相应于10%、50%、90%处的粒径。粒径亦可用电感应法（如Coulter计数器）或光感应法（如粒度分布光度测定仪）测定。

二、药物的含量

微囊、微球中药物含量的测定一般采用溶剂提取法。溶剂的选择原则是：应使药物最大限度地溶出而最小限度地溶解载体材料，溶剂本身也不应干扰测定。

三、药物的载药量与包封率

对于粉末状微囊（球），先测定其含药量后计算载药量（Drug-loading rate）；对于混悬于液态介质中的微囊（球），先将其分离，分别测定液体介质和微囊（球）的含药量后计算其载药量和包封率（Entrapment rate）。

$$\text{载药量}=\frac{\text{微囊（球）中含药量}}{\text{微囊（球）的总重量}}\times 100\% \tag{4-4}$$

$$\text{包封率}=\frac{\text{微囊（球）中含药量}}{\text{微囊（球）和介质的总药量}}\times 100\% \tag{4-5}$$

还有包封产率的表示方法：

$$\text{包封产率}=\frac{\text{微囊（球）中含药量}}{\text{投药总量}}\times 100\% \tag{4-6}$$

包封产率取决于采用的工艺。用喷雾干燥法和空气悬浮法制得的微囊、微球的包封产率可达95%以上，但用相分离法制得的微囊、微球的包封产率常为20%～80%。包封产率对评价微囊、微球的质量意义不大，通常用于评价工艺。

四、药物的释放速率

微囊、微球中药物的释放速率可采用《中国药典》2020年版中溶出度测定法中第二法（浆法）进行测定，亦可将试样置薄膜透析管内按第一法（转篮法）进行测定，或采用流池法测定。

五、有机溶剂残留量

凡工艺中采用有机溶剂者，应测定有机溶剂残留量，并不得超过中国药典规定的限量。中国药典中未规定的有机溶剂，其残留量的限度可参考ICH（International Conference of Harmonization of Technical Requirements for Registration of Pharmaceuticals for Human Use，人用药物注册技术要求国际协调会议）规定。

第五节　纳米囊与纳米球

一、概述

20 世纪 70 年代，Narty 等人首先将纳米囊与纳米球作为药物载体，30 多年来在药剂学领域得到广泛的推广。纳米粒（Nanoparticles）是由高分子物质组成的骨架实体，药物可以溶解、包裹于其中或吸附在实体上。纳米粒子可分为骨架实体型的纳米球（Nanospheres）和膜壳药库型的纳米囊（Nanocapsules）。

在药剂学中，纳米囊（球）系指粒径在 1～1000nm 的粒子，它们具有特殊的医疗价值。当药物到达血液系统时，经典的药物剂型（如片剂、软膏、注射剂）不能调整药物在体内的行为（分布和消除），药物是根据其化学结构决定其物理性质和化学性质，从而影响其生物特性（组织和血浆蛋白亲和性，膜受体亲和力，对酶生物转化的敏感性）。而药物与纳米囊（球）载体结合后，可隐藏药物的理化特性，因此其体内过程依赖于载体的理化特性。

纳米囊（球）对肝、脾或骨髓等部位具有靶向性，或包衣结合直径为 10～20nm 顺磁性四氧化三铁粒子，可有特殊的靶向作用。这些特性在疑难病的治疗及新剂型的研究中得到广泛的关注：①作为抗癌药的载体是其最有价值的用途之一。聚氰基丙烯酸烷酯纳米球易聚集在一些肿瘤中，提高药效，降低毒副作用。纳米囊（球）直径小于 100nm，能够达到肝薄壁细胞组织，能从肿瘤有隙漏的内皮组织血管中逸出而滞留在肿瘤内，肿瘤的血管壁对纳米囊（球）有生物粘附性；②提高抗生素和抗真菌、抗病毒药治疗细胞内细菌感染的功效；③作为口服制剂，可防止多肽、疫苗类和一些药物在消化道的失活，提高药物口服稳定性，提高生物利用度，如胰岛素微球不受蛋白水解酶的影响，灌服可使糖尿病大鼠明显降低血糖，禁食服 50U/kg、不禁食服 100U/kg，都可维持低血糖 20～26 天；④作为黏膜给药的载体，如一般滴眼剂消除半衰期仅 1～3min，纳米囊（球）滴眼剂会黏附于结膜和角膜，可大大延长作用时间；还可制成鼻黏膜、经皮吸收（作为微贮库在角质层贮藏）等各种给药途径的制剂，均可延长或提高药效。

二、纳米囊与纳米球的制备方法

（一）乳化聚合法

以水作连续相的乳化聚合法是目前制备纳米囊（球）主要方法之一。将单体分散于水相乳化剂中的胶束内或乳滴中，遇 OH^- 或其他引发剂分子或经高能辐射发生聚合，胶束及乳滴作为提供单体的仓库，乳化剂对相分离的纳米囊（球）也起防止聚集的稳定作用。聚合反应终止后，经分离呈固态。一个固态纳米囊（球）通常由 $10^3 \sim 10^5$ 个聚合物分子组成。

1. 聚氰基丙烯酸烷酯（Polyalkylcyano-acrylate，PACA）纳米囊（球）

PACA 极易生物降解，在体内几天即可消除，其降解速率基本上随烷基碳原子数的增加而降低。在甲、乙、丁、异丁和己酯中，以丁酯降解最慢、体内耐受性好。经用 ^{14}C－PACA 试验表明，降解产物为水溶性的聚氰基丙烯酸，不贮藏于组织内而从尿中排泄。

聚合物可形成膜，得纳米囊；亦可形成实体，得纳米球。通常制得的聚合物平均分子量低，其纳米球也软且易于粘连，故稳定剂的应用特别重要。溶液的 pH 值及单体浓度是影响粒径的重要因素。以 0.5％葡萄糖酐为稳定剂的聚氰基丙烯酸丁酯纳米球的制备为例：pH 值为 2 时粒径最小（130nm），而 pH 值为 1 或 3 时粒径增大 50％（pH 值再高反应太快不易成球）；一般搅拌速率增高粒径变小，但过高会使粒径变大，如 600r/min 及 3000r/min 分别得 126nm 及 161nm 的平均粒径；温度高过 20℃粒径变大，粒径分布变宽；无乳化剂制得的纳米球贮放易粘连。

本法制备的纳米囊或纳米球中药物收率在 15％～90％范围内，亲脂性药物收率较高。

2. 聚甲基丙烯酸甲酯（Polymethyl methacrylate，PMMA）纳米囊与纳米球

PMMA 由 γ 辐射乳化聚合法或化学引发聚合法制备。该法在水介质中进行聚合，可避免用有机溶剂，有时可加入 HPMA（羟丙甲丙烯酸甲酯），以提高甲丙烯酸甲酯（MMA）单体的水溶性。聚合物的平均分子量及纳米囊或纳米球的粒径均随单体浓度的增大、引发剂（如过硫酸钾）浓度的降低及温度的降低而增大。制备 PMMA 纳米球时一般不加乳化剂，但加入高分子保护胶（如蛋白质）可使纳米球粒径分布变窄。药物可在聚合前加入，或用二步法制备纳米球。

（二）天然高分子凝聚法

天然高分子材料可由化学交联、加热变性或盐析脱水法凝聚成纳米囊或纳米球。

1. 明胶纳米球

制备明胶纳米球时，先胶凝后化学交联。如将 W/O 型乳状液中的明胶乳滴冷却至胶凝点以下用甲醛交联固化，可用于对热敏感的药物。如将 300g/L 的明胶溶液 3mL（含有 1.8mg 丝裂霉素）在 3mL 芝麻油中乳化。将形成的

乳状液在冰浴中冷却，使明胶乳滴完全胶凝，再用丙酮稀释，用 50nm 孔径的滤膜过滤，弃去粒径较大的纳米球。用丙酮洗去纳米球（≤50nm）上的油，加 10%甲醛的丙酮溶液 30mL 使纳米球交联 10min，丙酮洗涤，干燥，即得粒径范围在 100～600nm、平均粒径 280nm 的单个纳米球。较大粒径的，可能在交联过程中由小纳米球聚集而成。

2. 多糖纳米球

先将多糖溶于含药的 0.2mol/L 磷酸盐缓冲液，加入丙烯酸环氧丙酯（或加有偶联剂），室温搅拌，反应 10 天，离心分离，即得。

3. 液中干燥法

纳米囊或纳米球的粒径取决于溶剂蒸发之前形成乳滴的粒径，可通过搅拌速率、分散剂的种类和用量、有机相及水相的比例、黏度、容器及搅拌器的形状和温度等因素调节。如曲安奈德聚乳酸纳米球的制备：取 20mg 曲安奈德与 400mg PLA 溶于 2mL 氯仿中作为油相，与 0.5%明胶溶液 40mL 在 15℃以下超声乳化 45min 制得 O/W 型乳状液，再升温至 40℃缓慢蒸发氯仿，再超声蒸发 45min 除尽氯仿，离心，水洗后将纳米球混悬于水，冻干 2 天。纳米球平均粒径为 476nm，纳米球收率 79.2%，其中药物收率 71%，载药量 4.5%。

（三）自动乳化法

自动乳化的基本原理是：在特定条件下，乳状液中的乳滴由于界面能降低和界面骚动，而形成更小的纳米级乳滴。接着再固化、分离，即得纳米球。

例如用 DL-丙交酯/乙交酯共聚物（PLGA）制备多肽类药物（如那法瑞林，Nafarelin acetate，简称 NA）的纳米球时，120mg PLGA、3mg NA 混悬于经 0.2μm 滤膜过滤的水 1.5mL 中，加混合溶剂（15mL 丙酮、0.5mL 二氯甲烷），倒入抽气减压、中等速度搅拌的 50mL PVA 水溶液（20g/L）中，形成 O/W 型乳状液，丙酮迅速扩散进入水相，使水相及有机相间的界面张力明显降低；同时，界面的骚动增大了界面积，使有机相乳滴粒径进一步减小，形成纳米球大小的乳滴。丙酮进一步扩散入水相中，而水扩散入乳滴内，使聚合物沉淀。纳米球表面吸附的高分子保护胶 PVA 分子可阻止搅拌时纳米球的粘连与合并。经 3～4h，二氯甲烷从混合溶剂中挥发，纳米球在水中进一步固化。用滤膜过滤后，滤液超速离心 1h，除去游离的药物并洗去 PVA，所得纳米球再分散在水中、再超速离心，即得 200～300nm 粒径的纳米球。由于 PLGA 迅速沉积以及 PLGA 与 NA 之间的离子作用的协同效应，可提高 NA 的包封率。如聚合物中加少量带负电的磷脂（如二棕榈酰磷脂酰甘油或磷酸双十六酯），可使水溶性 NA 漏泄减少。

三、固体脂质纳米球的制备

（一）概述

固体脂质纳米球（Solid lipid nanospheres，SLN）系指以生物相容的高熔点脂质为骨架材料制成的纳米球。由于骨架材料在室温时是固体，故SLN既具有聚合物纳米球的物理稳定性高、药物泄漏少、缓释性好的特点，又兼有脂质体毒性低、易于大规模生产的优点，是极有发展前途的新型药物传递载体。常用的高熔点脂质有饱和脂肪酸甘油酯、硬脂酸、混合脂质等。

（二）固体脂质纳米球的制备

1. 熔融-匀化法

熔融-匀化法（Melt-homogenization）系制备SLN的经典方法，即将熔融的高熔点脂质、磷脂和表面活性剂在70℃以上高压匀化，冷却后即得粒径小（约300nm）、分布窄的纳米球。亦可用高速搅拌器得650nm左右的纳米球。

本法常有药物析出，因药物在高温下与脂质混熔，冷却后呈过饱和，药物晶体可在SLN表面析出，甚至在水相中析出。

2. 冷却-匀化法

冷却-匀化法（Cold-homogenization）系将药物与高熔点脂质混合熔融并冷却后，与液氮或干冰一起研磨，然后和表面活性剂溶液在低于脂质熔点5～10℃的温度进行多次高压匀化。此法所得纳米球粒径较大，但适用于对热不稳定的药物。

3. 纳米乳法

纳米乳法系先在熔融的高熔点脂质中加入磷脂、助乳化剂与水制成纳米乳或亚纳米乳，再倒入冰水中冷却即得纳米球。本法的关键是选用恰当的助乳化剂。助乳化剂应为药用短链醇或非离子型表面活性剂，其分子长度通常约为乳化剂分子长度的一半。

国内已报道的固体脂质纳米球有喜树碱与环孢菌素A硬脂酸纳米球等。喜树碱固体脂质纳米球的制备：取喜树碱、豆磷脂和硬脂酸，在通氮气条件下加热至80±5℃，搅拌下加入相同温度含甘油和poloxamer 188水溶液制成初乳，80±5℃和通氮条件下，高压乳匀机41.4MPa压力下乳匀5次，充氮分装，迅速冷却形成喜树碱纳米球混悬液，粒径范围30～330nm，平均粒径为196.8±21.3nm，载药量4.77%，包封率99.53%。小鼠体内药物的分布研究表明，血液、心、脑的靶向效率高于单核吞噬细胞丰富的肝与脾，肾脏分布最低。

（三）SLN 作为药物载体的优点

1. 增强药物靶向性

由于实体瘤组织中血管丰富、血管壁间隙较宽、结构完整性差和淋巴回流缺失，可能会造成大分子类物质和脂质颗粒预先渗入肿瘤并滞留在其中，该现象被称为实体瘤组织的高通透性和滞留效应，简称 EPR 效应。EPR 效应可被 SLN 利用，实现被动肿瘤靶向。治疗原发性肺癌时，直接静脉注射 5－氟尿嘧啶（5－FU）溶液后，肺部药物靶向效率（Target efficiency，TE）为 13.25%，而注射 5－FU－SLN 后肺部 TE 提高到 20.45%，并且肾脏 TE 也从 11.48%提高至 23.16%，表明 5－FU－SLN 可以成功地将药物靶向肺部和肾脏。另一方面，经过修饰的 SLN 也可以实现主动靶向。N－十六烷基乳糖酰胺（N－HLBA）含半乳糖残基，可被存在于哺乳动物肝细胞表面的去唾液酸糖蛋白受体（ASGPR）特异性识别。与芦素 B（Cucurbitacin B，CucB）溶液比较，N－HLBA 作为辅料加入 CucB-SLN 中后，肝脏 TE 从 23.8%提高至 63.6%。经过修饰的 SLN 能增强对敏感位点的特异性，实现主动靶向。

2. 提高生物利用度

粒径小于 400nm 的微粒可改善药物的生物利用度。药时曲线下面积（*AUC*）与药物的生物利用度呈正相关关系。大鼠灌胃淫羊藿苷（ICA）原料药后体内 *AUC*（0－*t*）和 *AUC*（0－∞）分别为（167.90±42.1）mg·mL^{-1}·min^{-1}和（171.70±40.1）mg·mL^{-1}·min^{-1}，灌胃 ICA-SLN 后分别提高至（347.40±19.02）mg·mL^{-1}·min^{-1}和（352.90±20.60）mg·mL^{-1}·min^{-}。表没食子儿茶素没食子酸酯（Epigallocatechin－3－gallate，EGCG）具有抗癌活性，大鼠口服 EGCG 后 *AUC* 为（798±72）mg·mL^{-1}·h^{-1}，EGCG 搭载 SLN 后 *AUC* 提高到（2541±278）mg·L^{-1}·h^{-1}。

3. 延缓药物释放

一般而言，纳米载体可以改善包封药物的药物代谢动力学，从而延缓药物释放。WANG 等研究表明：紫杉醇（Paclitaxel，PTX）溶液注射后 6h 近 100%的 PTX 释放，而 PTX-SLN 注射后 24h 时 PTX 的释放率为 85%，经过 P85 修饰后的 PTX-P85-SLN 注射后 36h 时 PTX 的释放为 82%。大鼠口服多潘立酮（Domperidone，DOP）片剂后被迅速吸收，血药浓度达峰时间（T_{max}）仅为（2.0±0.3）h，将 DOP 包裹在 SLN 后，T_{max} 延长至（10.00±0.19）h，且峰浓度（C_{max}）变化不明显。

四、白蛋白纳米粒

（一）概述

用于纳米粒的蛋白质主要包括果胶酶、胶原素、酪蛋白、白蛋白和血清蛋白。其中白蛋白是一种血浆中含量最多的蛋白，其生物相容性较好，无毒，体内代谢不会产生有害物质，无抗原性，易于纯化且水溶性较好，可以通过静脉注射给药。由于白蛋白具有多种药物结合位点，白蛋白纳米粒可以包载各种药物，并且其结构域上含有疏水域，可以较好地包载疏水性药物。白蛋白作为载体材料，除了具有以上优点外，在肿瘤靶向上具有独特的优势。由于实体瘤在生长过程中需要大量的氨基酸和能量，而白蛋白是实体瘤氨基酸和能量的主要来源，因此肿瘤细胞表面存在白蛋白结合受体 gp60。白蛋白纳米粒与 gp60 受体结合，gp60 进一步与一种细胞内蛋白质（Caveolin－1）结合，接着细胞膜内陷产生转胞吞囊泡，使白蛋白纳米粒跨过内皮细胞，进一步与白蛋白结合蛋白 SPARC（Secreted protein，acidic and rich in cysteine，SPARC 在大部分肿瘤细胞中过表达）结合，最终导致肿瘤内的累积量增加。除了利用白蛋白纳米粒自身的性质实现靶向肿瘤外，白蛋白表面还存在多个功能基团，通过修饰连接相应配体，从而实现更进一步的特异性靶向。另外白蛋白纳米粒表面存在多个功能基团，可以通过共价衍生化在纳米粒表面接上靶向配体，实现药物的主动靶向。因此，白蛋白纳米粒是一种较好的药物载体。

白蛋白分子上存在许多药物结合位点，并且其疏水域也可以结合疏水性药物，因此白蛋白可以较好地结合多种药物。另外白蛋白可以作为肿瘤和炎症组织的能量和氨基酸来源在这些部位富集。白蛋白还具有生物可降解，无毒，无免疫原性等特点。利用白蛋白制备纳米粒，既可以较好地载药，改善药物特性，也可以增加药物在肿瘤部位的累积，是一种较好的策略。例如可以利用白蛋白的特性，如较多的药物结合位点、与 SPARC 和 gp6 的亲和性较好等，共载多西他赛（DTX）和槲皮苷（QT）形成纳米粒。白蛋白纳米粒可以保护 DTX，延长 DTX 的半衰期，提高 DTX 的生物利用度，避免正常细胞如血细胞与药物接触从而降低药物的副作用。其中 QT 通过抑制 P-gp 或者其他外排转运蛋白的表达从而增加 DTX

在肿瘤细胞中的累积，增强 DTX 的抗肿瘤效果。

（二）白蛋白纳米粒的制备

1. 自组装

通过一定方法增加白蛋白分子疏水性，如蛋白质分子内部二硫键的还原、加入变性剂、加入亲脂性药物或减少蛋白质表面的伯胺基团等，促进白蛋白自组装形成纳米颗粒。常用的还原剂包括 β－巯基乙醇、二硫苏糖醇以及半胱氨酸等。制备过程简单，与去溶剂法相似，应用较广泛。β－巯基乙醇作为还原剂展开白蛋白的过程存在毒副作用的问题。Saleh 等用谷胱甘肽来代替β－羟基乙醇来断开白蛋白分子内的二硫键，使白蛋白展开暴露疏水区域，接着加入含有姜黄素的乙醇溶液，然后通过自组装形成纳米粒。谷胱甘肽具备良好的生物相容性，该过程不涉及其他有毒试剂。卡巴他赛（CTZ）是对抗前列腺癌的二线药，但是CTX较弱的水溶性限制了其在临床上的应用，并且该药目前唯一上市的剂型Jevtana仍存在许多副作用。针对这些问题Sun等通过自组装的方式将药物载入白蛋白纳米粒中，CTX溶于乙醇和白蛋白水溶液混合，然后注射至65℃去离子水中快速搅拌，接着降温形成纳米粒形成白蛋白纳米粒。在此基础上通过连接叶酸赋予纳米粒叶酸介导的靶向能力。在血液稳定性试验中，相对于CTX的吐温80-乙醇混合溶液的形式，白蛋白纳米粒具有更好的血液相容性、更低的毒副作用及更高的疗效。

2. NabTM技术

NabTM技术是有American Bioscience公司研发的一项技术，该技术通过将水不溶性药物溶于有机溶剂如氯仿等，然后与白蛋白水溶液混合通过高压均质的方式形成纳米乳液，然后真空旋转蒸发形成载药纳米粒。该方法不需要表面活性剂，也不需要交联剂等，但是仍然需要有机溶剂。Abraxane（Nab-paclitaxel，paclitaxel-albumin nanoparticle）是首个FDA批准的基于NabTM技术制备的化疗药物，其对转移性乳腺癌有着非常好的治疗效果。光敏感剂可以通过局部照射一定波长的光控制光动力学杀伤肿瘤，在没有光照的情况下具有较好的生物安全。但是光敏感剂的疏水性较强且其靶向肿瘤的作用较弱，以上问题限制了光敏剂在抗肿瘤上的应用。Phuong等先将Ce6与白蛋白连接形成复合物，再通过NabTM技术制备成白蛋白纳米粒。制备纳米粒的过程中，β-胡萝卜素溶于乙醇氯仿混合溶液作有机相，再与白蛋白水溶液混合搅拌，然后通过高压均质机接着除去有机溶剂形成纳米粒。其中β-胡萝卜素与白蛋白的疏水区域结合，作为物理交联剂稳定白蛋白纳米粒。

3. 去溶剂化法

将乙醇等脱水剂逐滴加入白蛋白水溶液至溶液浑浊，通过减少白蛋白的水化膜使其析出形成白蛋白纳米粒。形成的纳米粒在水中会重新分散，因此需要通过热变性或者加入交联剂使其形成稳定的纳米粒，最后除去残留的交联剂和有机溶剂得到纯化的白蛋白纳米粒。制备过程简单快速，是目前应用较广泛的方法。姜黄素对肿瘤及炎症性疾病具有较好的治疗效果，但姜黄素的水溶性较差，半衰期较短，吸收不完全及口服利用率低的问题限制了姜黄素的应用。Salehiabar等通过去溶剂法将姜黄素包载入白蛋白纳米粒中。其中，姜黄素溶于丙酮溶液，丙酮溶液做去溶剂化试剂加入白蛋白溶液中，接着加入EDC做交联剂，促进纳米粒的形成，最后离心纯化冲洗完成制备。白蛋白纳米粒改善了姜黄素的水溶性，增强了疗效，还改善了药物的生物相容性。Tazhbayev等针对戊二醛残留导致的毒性等问题对去溶剂法进行了优化。

使用天然交联剂代替戊二醛，其中尿素作为变性剂使白蛋白变性展开，加入半胱氨酸作为交联剂使白蛋白形成纳米粒。由于使用的是天然试剂，最终的白蛋白纳米粒不存在有化学试剂残留导致的毒副作用的问题，并且形成的纳米粒子也具有较好物理化学性质。

4. 乳化法

将疏水性药物溶于有机溶剂中，与白蛋白水溶液混合通过一些方法（如探头超声，高压均质法等）形成 W/O 乳液，通过化学交联或热变性的方法固化然后减压蒸发除去有机溶剂，形成纳米粒。恩替洛韦（ETV）对慢性乙型肝炎具有较好的治疗效果，但是存在病毒的耐受变异导致的疗效减弱的问题。对此，He 等利用甘草次酸会减少 ETV 外排的性质，以及白蛋白纳米粒会在肝脏部位聚集的作用，将甘草次酸即 ETV 通过乳化超声挥发法包入白蛋白纳米粒。该纳米粒既增加药物在肝脏部位的累积同时两种药物协同作用增加 ETV 的疗效。将 ETV－E80、甘草次酸和大豆油溶于二氯甲烷中作油相，将油相与白蛋白水溶液混合超声，接着除去有机溶剂完成制备。乳化法通常需要用到有机溶剂，而有机溶剂的使用可能导致剂型毒副作用的产生与增加，同时生产过程中会污染环境。Demirkurt 等利用离子液体设计了一种环保的白蛋白纳米粒合成方法并对该方法的各项因素进行了考察。主要原理如下：咪唑类离子液体会导致白蛋白变性，将白蛋白水溶液与离子液体混合，水不能完全与离子液体混合，加入表面活性剂形成含有水域的混合液体，再加入交联剂戊二醛，形成白蛋白纳米粒。将有机溶剂替换为离子液体，极大地改善了环保问题，同时形成的纳米粒子具有较好的物理化学性质。

（三）修饰白蛋白的纳米粒

白蛋白是血液中大量存在的蛋白质，在纳米粒表面修饰蛋白质可以改变纳米粒原有的表面性质（如电荷等），通过这种方式可以减少网状内皮系统的非特异性吞噬，延长纳米粒在血液中的循环，增加纳米粒在循环体系中的稳定性。另外由于肿瘤组织生长迅速，新陈代谢旺盛，需要大量的能量与蛋白质，白蛋白是肿瘤组织主要的能量和氨基酸来源，肿瘤组织及其血管上皮细胞会表达大量受体和蛋白质（cp60，SPARC）吸收白蛋白，修饰白蛋白的纳米粒可以通过这些机制优先在肿瘤中积累。Hyun 等使用了不同的方式在 PLGA 纳米粒表面修饰白蛋白，对比不同修饰方式对白蛋白构象及其功能的影响。其中通过形成多巴胺聚合层进一步吸附修饰白蛋白的方式形成的纳米粒（NP-pD-AL）较好地保留了白蛋白的构象和活性，而通过界面嵌入方式修饰白蛋白的方式形成的纳米粒（NP×AL）由于有机溶剂的作用改变了白蛋白的构象及活性，而物理吸附方式形成的纳米粒其表面白蛋白不能稳定存在，其效果最差。白蛋白作为调理素可以减少纳米粒对血液中蛋白的吸附，避免形成蛋白冠，从而减少被巨噬细胞吞噬几率。由于变性的白蛋白和其吸附血液中的ApoE蛋白是清道夫受体的底物，所以NP×AL在跨膜作用中更多地被上皮细胞截留，而不能透过上皮细胞膜进入肿瘤组织。而NP-pD-AL

通过gp60跨过上皮细胞，接着通过SPARC介导的方式在肿瘤部位中累积。在体内分布及生物毒性实验中，NP-pD-AL比NP×AL表现出更强的肿瘤靶向和肿瘤杀伤作用。除了直接在纳米粒表面修饰白蛋白外，Zhang等利用了血液白蛋白大量存在及ABD035对各种来源的白蛋白具有较好的亲和力的特点，设计了一种表面修饰ABD035的胶束，当该胶束通过静脉注射的方式进入人体后，胶束表面的ABD035可以结合内源性白蛋白，接着利用表面的白蛋白通过gp60介导的转胞吞作用和SPARC介导的结合作用最终在肿瘤组织累积。然后通过Caveolae介导的内吞作用进入肿瘤细胞，接着在肿瘤细胞中高GSH的环境中，释放出PTX，而未降解的白蛋白则通过FcRn介导的循环重新进入体循环。

五、壳聚糖纳米粒

（一）概述

壳聚糖（Chitosan，CS）是甲壳质经脱乙酰化后的聚阳离子碱性多糖，具有止血、抑菌、抗肿瘤和抗胆固醇的作用，具有低毒、生物可降解、生物相容性较好的特性，现已广泛用作药物纳米载体材料。纳米载体可保护蛋白类药物不被过早降解和加强细胞膜和蛋白之间的相互作用，通过调节粒子的粒径、电位、形态，可实现靶向淋巴结进而增强抗原的免疫反应，近年来已被广泛地应用于疫苗递药系统的构建。

（二）壳聚糖纳米粒的制备

壳聚糖纳米粒的制备方法主要有复合凝聚法、离子交联法、乳化交联法、聚合物分散法和溶剂蒸发法等。

1. 复合凝聚法

复合凝聚法是一个自发相分离的过程。当两种带相反电荷的聚电解质在水溶液中混合时，两种大分子间的相互作用导致团聚集体（含聚合物的相）从上清液（聚合物较少的相）中分离出来。这种方法在基因治疗中应用广泛。一般过程是将壳聚糖溶解于乙酸、乙酸钠缓冲液中，在室温下与pDNA溶液高速涡旋。通过壳聚糖分子中带正电荷的氨基与DNA分子中带负电荷的磷酸基团相互作用，很容易形成壳聚糖-DNA纳米粒。

2. 离子交联法

离子交联法是一种较为安全的方法，因其避免了化学交联试剂导致的毒性和其他副作用。水溶液中的离子交联是通过壳聚糖上带正电荷的氨基和聚阴离子或盐通过电荷相互作用而发生。

3. 乳化交联法

乳化交联法是利用壳聚糖的乙酸溶液加入含有乳化剂的有机溶剂中，形成油包水乳液（W/O）。壳聚糖溶液在不同的温度和搅拌下逐滴加入，搅拌的时间和速率决定分散液滴的大小。

4. 聚合物分散法

聚合物分散法是利用合成聚合物（如聚苯乙烯、聚乳酸、乳酸-乙醇酸共聚物和纤维素类等）的沉淀或天然大分子（如明胶、白蛋白、淀粉、海藻酸和甲壳素等）的变形或固化来制备纳米粒的方法。壳聚糖纳米粒的制备方法和操作步骤，重点在于影响载体性能的参数。首先必须将聚合物充分分散，然后采取措施使之固化。其中聚合物的超分散是最关键的一步，所施加的机械能量或所用的降低表面张力的措施必须保证聚合物被充分均匀地超分散；其次，在固化过程中必须防止离子之间可能的黏连与聚集。除以上方法外，还有其他一些制备壳聚糖纳米粒的方法，如共沉淀法和溶剂蒸发法等。

（三）壳聚糖纳米粒的应用

1. 蛋白多肽类药物的口服缓控释制剂

蛋白多肽类药物口服给药的主要屏障是致密的肠上皮细胞膜，胃肠道内pH引起的蛋白质氧化、脱氨和水解等化学降解使之失活，胃肠道各种蛋白酶的酶解也使之失活。而纳米粒输送系统除了能保护药物不受胃内环境的化学降解外，以纳米粒为载体包封药物还可使药物免受酶的降解，同时能控制药物的释放、增加药物在小肠的吸收。同时，纳米粒比微粒系统有更高的比表面积，能显著增加与细胞的接触，因此可以明显增加生物利用度。近年来，壳聚糖及壳聚糖衍生物的口服纳米制剂已被广泛应用和研究。壳聚糖衍生物的聚合物主要有壳聚糖季铵盐衍生物、壳聚糖环糊精包合物、巯基化壳聚糖、聚乙二醇壳聚糖和壳聚糖与其他肽类的结合产物。Papadimitriou等相对分子质量为2000和5000的聚乙二醇（PEG）和壳聚糖制备共聚物，再与TPP和聚谷氨酸（PGA）以不同的聚合物/交联剂比率（1∶1，2∶1，3∶1和4∶1）交联，用以制备牛血清白蛋白的纳米粒。结果表明，PEG的相对分子质量和交联剂的类型影响BSA的释放比率，PEG5000共聚物比2000的释药率高，而用PGA代替TPP做交联剂时，释药比率也更高。

2. 抗癌药物的递送

近年来，癌症诊断与治疗方面的主要挑战之一就是使抗癌药物或显像剂能够在肿瘤部位特异性地靶向定位。由于肿瘤部位血管的渗透性和滞留效应增强，使得粒径在100～200nm范围内的纳米粒能够通过渗漏血管而在肿瘤组织内有效蓄积。Na等近红外荧光染料Cy5.5标记壳聚糖纳米粒，经小鼠尾静脉注射（5mg/mL）1h 后，小鼠全身可观察到强烈的荧光信号，1d 后，小鼠肿瘤部位与周围正常组织出现了明显的界限，说明壳聚糖纳米粒具有肿瘤特异性的靶向能力。Xu 等白细胞介素（IL）—12 的三磷酸壳聚糖纳米粒通过肝脏免疫用于预防结肠癌肝转移。IL—12 单独治疗的小鼠表现出肝内中性粒细胞浸润和巨噬细胞聚集的轻度增加；而用 IL—12 的三磷酸壳聚糖纳米粒治疗的小鼠，在治疗 2d 后表现出肝内中性粒细胞、巨噬细胞和淋巴细胞聚集，免疫印迹显示，$CD8^+$ T 细胞和 $CD4^+$ T 细胞都明显增加。提示修饰的壳聚糖纳米技术可以作为输送细胞因子的载体预防肿瘤转移。Deng 等乳腺癌治疗中用空心壳聚糖二氧化硅纳米球作为 pH 敏感的靶向载体，将壳聚糖嵌入中空二氧化硅纳米粒的表面，形成一层 pH 敏感的聚电解质层，用此纳米粒输送 TNF－α 治疗乳腺癌动物模型，结果显示，仅用 TNF－α 腹腔注射治疗的小鼠，瘤重为对照组的 90%；而用纳米粒作为 TNF－α 的载体，腹腔注射后瘤重只有对照组的 45%，表现出明显的肿瘤生长抑制作用。

3. 基因治疗的非病毒载体

用于基因治疗的非病毒载体必须具备粒径小，在细胞外液中稳定，可被靶细胞高效摄入和迅速释放所载药物进入细胞核的能力。壳聚糖分子可以高效地与 DNA 结合并形成紧密的聚合物复合物，避免 DNA 被 DNA 酶降解，且具有生物可降解及低毒性，具有作为基因传递载体的潜力。但因转染效率不高，限制了其广泛应用。因此，最近的研究主要集中在对壳聚糖进行结构修饰，以提高其转染率。Tripathi 等报道了线性聚乙烯（lPEI）接枝的壳聚糖聚合物在体内外均可作为 DNA 和小干扰 RNA（siRNA）的有效载体。通过与环氧氯丙烷反应将壳聚糖部分转化为其氯代醇衍生物，随后与不同量的 lPEI 反应，得到一系列壳聚糖-线性聚乙烯共聚物，通过评价这些共聚物的体内外转染率、细胞活性和 DNA 释放率，证实共聚物与壳聚糖相比，能提高转染率约 2～24 倍。一些其他修饰方法也能够提高壳聚糖的转染效率，如三甲基化、PEG 修饰、解聚作用、和半乳糖苷化反应等。

4. 用于眼部药物的输送

由于眼部具有血眼屏障，角膜对药物的渗透性很低，还有泪液的快速消除、鼻泪管的排泄和全身吸收等影响，使眼部局部用药变得十分困难。眼部转运的主要问题之一是要提供并维持足够浓度的药物到达角膜前的部位，用黏稠物质延长药物的滞留时间可以实现这一目的。Motwa-ni 等黏膜黏附性壳聚糖的海藻酸钠米粒用作眼科长效制剂加替沙星的新型载体。制备出的纳米粒粒径在 205～572nm，ζ 电位在 17.6～47.8mV，该纳米粒在用药 1h 后能快速释放药物，且 24h 内药物释放逐渐增加。应用到兔角膜后，耐受性良好。壳聚糖包衣纳米粒因其具有良好的角膜渗透性也得到了有效应用。

六、纳米球的修饰

（一）长循环纳米球

用双嵌断 PLA/PGA 共聚物与 PEG（分子量 350～20000）以液中干燥法制备 PEG 修饰的纳米球，所得粒径约 200nm 的纳米球表面被 PEG 覆盖，明显延长在血液循环系统中滞留的时间，亦称长循环纳米球。将此纳米球用放射性 In 标记，注射 5min 后，在肝中的量仅为注射未修饰的纳米球的 37.5%，而在血中的量为未修饰者的 400%；4h 后未修饰者在血中完全消失，而修饰者尚有其总量的 30%在血液中维持循环。

（二）免疫纳米球

单抗与药物纳米球结合，采用静脉注射法可实现主动靶向。与药物直接同单抗结合相比，单抗较少失活且载药量较大。如用乳化-化学交联法制得粒径大多为 200～420nm 的阿霉素白蛋白纳米球，载药量 7.83%，体外释放符合 Higuchi 方程。将分离并纯化的抗人膀胱癌 BIU－87 单克隆抗体 BDI－1 通过化学交联反应，同上述纳米球偶联得免疫纳米球。在体外可观察到，此纳米球能同靶细胞的纤毛连接，对人膀胱癌 BIU－87 有明显的杀伤作用，对荷瘤裸鼠显示较好的抑瘤作用。

七、影响纳米囊和纳米球的包封率、收率及载药量的因素

制备纳米囊和纳米球时，应根据材料和药物性质及使用的要求，选择合适的制备方法和制备工艺。一般经过优选确定制备工艺实验条件。优选指标因需要而异，指标包括粒径和形态、释药特性、收率（分纳米囊、纳米球的收率和其中药物的收率）、包封率、载药量、微粉学特性、稳定性、水中分散性、吸湿性等。本段主要讨论乳化聚合法中影响包封率、收率和载药量的因素。

（一）工艺和附加剂

用聚氰基丙烯酸丁酯（PBCA）制备胰岛素纳米囊（分散在水性介质）时，使用了乳化聚合的一步法和两步法（浸吸法），一步法分别以 Dextran 40 和泊洛沙姆 188 作稳定剂时包封率分别为 17.95%和 62.80%；两步法分别以 Dextran 40 和泊洛沙姆 188 作稳定剂时包封率分别为 17.56%和 92.86%。说明工艺与稳定剂分别对包封率有明显的影响。

（二）纳米囊或纳米球表面的电性

在用乳化聚合法制备米托蒽醌的聚氰基丙烯酸丁酯（PBCA）纳米球时，用电泳法测定所得纳米球的 ζ 电位。当氰基丙烯酸丁酯（BCA）单体聚合前通入 SO_2，可以得到粒径小至 10nm 的纳米球，且纳米球的 ζ 电位从不通 SO_2

时的$-20mV$变为$-53mV$。如以$Na_2S_2O_5+NaCl$、$Na_2S_2O_5$、Na_2SO_4、NaCl或KCl为附加剂时，所得PBCA纳米球的ζ电位分别为−65.8、−50.5、−35.2、−30.4、−27.3mV，其纳米球内部载药量（%）分别是46.77、33.01、17.23、12.72、9.28，故ζ电位的绝对值愈大则载药量也愈大。当纳米球分散在水性介质中测定包封率时，也发现有相同的次序，即ζ电位的绝对值愈大者包封率也愈大。可能是由于在反应条件下药物带正电荷，易于进入带负电荷的PBCA纳米球。

（三）介质的pH值和离子强度

对聚氰基丙烯酸烷酯类纳米球，聚合时介质pH值的影响很大，以OH^-为催化剂时，pH值太低时聚合难以进行，太高时反应太快形成凝块，而在pH2～5范围可得到较好的纳米球。用两步法制备阿克拉霉素A聚氰基丙烯酸异丁酯纳米球时，发现介质pH不同时浸吸量也不同，pH为2.0、3.0、4.0、5.0、6.0时，载药量分别为56.62、56.54、56.47、43.07、39.60（mg/g），即pH值愈低的载药量愈大。可能是由于纳米球带负电荷，而在pH值较低的介质中药物带正电荷较多的缘故。如浸吸介质具有不同的离子强度（Na_2SO_4的量分别为0、4、8、12、16g/L）时，载药量也不同（分别为40.1、45.3、49.1、51.8、53.9mg/100mg）。

八、纳米囊与纳米球的稳定性

（一）灭菌

纳米囊和纳米球常用于制备注射剂，这种注射剂含有生物降解材料，灭菌可引起纳米囊和纳米球不稳定。目前常用的灭菌方法有煮沸灭菌、过滤灭菌、辐射灭菌或无菌操作等，根据具体情况选择适当的方法。例如两性霉素B的PLA纳米球，经煮沸灭菌30min出现絮凝现象，而两性霉素B的胆固醇纳米球同样煮沸却无此现象，经扫描电镜观察亦未见纳米球形态的变化，可以采用煮沸灭菌。目前γ辐射灭菌和无菌操作是实用的方法。通常γ辐射不会引起平均粒径的变化，但必须注意有时会引起防腐剂和增稠剂的分解，并使聚合物进一步交联和分子量增大。过滤灭菌不会引起其理化性质任何变化，对不黏稠、粒径较小的纳米球系统较适合，但须注意滤膜孔径的大小。

（二）贮存

纳米球贮存稳定性一般较差，贮存条件与所用材料有关。如聚ε-己内酯纳米球溶液和聚乳酸纳米球溶液可室温贮存1年，而聚丙交酯-乙交酯（75∶25或50∶50）纳米球溶液以4℃贮存为宜。两性霉素B的PLA纳米球于37℃贮藏3个月后扫描电镜观察其形态，发现纳米球形状不规则且变大（粒径由79nm变为略小于1μm），4℃贮存数月后发现纳米球聚集，说明其贮存稳定性差。两性霉素B的胆固醇纳米球溶液于37℃贮存3个月后测定平均粒径，由贮存前的103nm变为339nm；于4℃贮存1年以上平均粒径变为327nm。说明该纳米球溶液的贮存稳定性不高。经冻干处理后，于室温放置1月，用扫描电镜观察其形态无变化，故以冷冻干燥后贮存为宜。

（三）冷冻干燥

纳米球于水溶液中不稳定，因其聚合物材料易发生降解，从而引起纳米球形态变化和聚集，也可能引起药物泄漏和变质。将纳米球冷冻干燥，可明显提高其稳定性，通常冷冻温度应低于纳米球与水共存的低共熔点10～20℃、10Pa压力下冷冻干燥24～90h。

为避免冻干后纳米球聚集和粒径变化，常先加入冷冻保护剂，如葡萄糖、甘露醇、乳糖、NaCl等，在冷冻时促进大量微小冰晶生成，或使冻干品呈疏松状态，以利纳米球保持原形态并易于在水中再分散。但NaCl可能与有些药物产生沉淀或引起聚集，不能普遍采用。

冻干品的贮存稳定性可在不同温度贮存观察。如于3～5℃、15～25℃条件放置3个月观察，应无外观形态变化，再分散性好，如出现团块的萎缩，则贮存条件不合适。也应考察冻干前后粒径、包封率是否变化，对多肽、蛋白类药物纳米球，应考察冻干是否引起药物失活。

九、纳米囊与纳米球的质量评定

纳米囊和纳米球的质量要求基本上与微囊和微球一致，中国药典均采用同一指导原则，其中说明了控制质量应检查的项目。现根据纳米囊和纳米球粒径较小及其贮存和应用的特点，提出以下几项内容：

（一）形态、粒径及其分布

通常采用电镜观察形态，并提供照片。应为球形或类球形，无粘连。粒径分布可采用激光散射粒度分析仪测定，或电镜照片经软件分析，再绘制直方图或粒径分布图，亦可用跨距表示。粒径分布范围应狭窄，并符合其使用要求。

（二）再分散性

冻干品的外观应为细腻疏松块状物，色泽均匀；加一定量液体介质振摇，应立即分散成几乎澄清的均匀胶体溶液。再分散性可以用分散有不同量纳米囊和纳米球的介质的浊度变化表示，如浊度与一定量介质中分散的纳米囊和纳米球的量基本上呈直线关系，表示能再分散，直线回归的相关系数愈接近1，表示再分散性愈好。

（三）包封率与渗漏率

测定液体介质中纳米囊（球）的药物包封率；冻干品应分散在液体介质

后再测定。液体介质中纳米囊（球）的分离方法包括透析、凝胶柱、低温超速离心等，分别测定系统中的总药量和游离的药量，从而计算出包封率。纳米囊（球）贮存一定时间后再测定包封率，计算贮存后的渗漏率。

（四）突释效应

纳米囊和纳米球在开始 0.5h 内的释放量应低于 40%。

（五）有机溶剂残留量

在制备纳米囊和纳米球过程中采用了有机溶剂的，须检查其残留量，残留量应符合中国药典或 ICH 要求。

案例

制剂研发过程中会遇到许多问题，如活性成分难以溶解影响溶出与体内吸收，分散后再聚集导致溶出下降，稳定性差易降解，不良口味使服用者顺应性差，不同成分间发生物料相容性问题导致有关物质超标等。采用常规制剂方法不能根本解决这些问题时，中间体微囊化往往会得到理想的效果。微囊技术是一项用途广泛、发展迅速的新技术，在食品、化工、医药、生物技术等许多领域中已得到成功应用。许多由于技术障碍而得不到开发的产品，通过微囊技术得以实现，使得传统产品的品质得到大大提高，微囊技术在医药工业高新技术开发领域展现出良好前景。目前，采用微囊化技术的制剂主要有解热镇痛药、抗生素、多肽、避孕药、维生素、矿物盐、抗癌药及诊断用药等。尽管微囊化的制剂商品还不多，但制剂微囊技术的研究却突飞猛进，特别是蛋白质、酶、激素、肽类等生物技术药物口服活性低或注射生物半衰期短，将药物微囊化后通过口服或非胃肠道缓释给药，可减少活性损失或变性，这对新药的开发具有特殊意义。

思考题

1. 简述微囊在制剂方面的应用有哪些?
2. 简述纳米球的修饰有哪几种?

参考文献

[1] 王安斌，张渊，张艳，等．纳米碳酸钙及脂质体包覆提高淫羊藿苷生物利用度的研究 [J]．中华中医药学刊，2017，35（7）：1860－1863.

[2] Wang F，Li L，Liu B，et al. Hyaluronic acid decorated pluronic P85 solid lipid nanoparticles as a potential carrier to overcome multidrug resistance in cervical and breast cancer [J]．Biomedicine & Pharmacotherapy，2017，86：595－604.

[3] Shazly G A, Alshehri S, Ibrahim M A, et al. Development of domperidone solid lipid nanoparticles: in vitro and in vivo characterization [J]. AAPS pharmscitech, 2018, 19 (4): 1712-1719.

[4] Saleh T, Soudi T, Shojaosadati S A. Redox responsive curcumin-loaded human serum albumin nanoparticles: Preparation, characterization and in vitro evaluation [J]. International journal of biological macromolecules, 2018, 114: 759-766.

[5] Sun Y, Zhao Y, Teng S, et al. Folic acid receptor-targeted human serum albumin nanoparticle formulation of cabazitaxel for tumor therapy [J]. International journal of nanomedicine, 2019, 14: 135-138.

[6] Phuong P T T, Lee S, Lee C, et al. Beta-carotene-bound albumin nanoparticles modified with chlorin e6 for breast tumor ablation based on photodynamic therapy [J]. Colloids and Surfaces B: Biointerfaces, 2018, 171: 123-133.

[7] Salehiabar M, Nosrati H, Javani E, et al. Production of biological nanoparticles from bovine serum albumin as controlled release carrier for curcumin delivery [J]. International journal of biological macromolecules, 2018, 115: 83-89.

[8] Tazhbayev Y, Mukashev O, Burkeev M, et al. Hydroxyurea-loaded albumin nanoparticles: Preparation, characterization, and in vitro studies [J]. Pharmaceutics, 2019, 11 (8): 410-413.

[9] He S, Lin Q, Qu M, et al. Liver-targeted co-delivery of entecavir and glycyrrhetinic acid based on albumin nanoparticle to enhance the accumulation of entecavir [J]. Molecular pharmaceutics, 2018, 15 (9): 3953-3961.

[10] Demirkurt B, Akdogan Y. Development of an ionic liquid based method for the preparation of albumin nanoparticles [J]. ChemistrySelect, 2018, 3 (34): 9940-9945.

[11] Hyun H, Park J, Willis K, et al. Surface modification of polymer nanoparticles with native albumin for enhancing drug delivery to solid tumors [J]. Biomaterials, 2018, 180: 206-224.

[12] Zhang Y, Guo Z, Cao Z, et al. Endogenous albumin-mediated delivery of redox-responsive paclitaxel-loaded micelles for targeted cancer therapy [J]. Biomaterials, 2018, 183: 243-257.

[13] Papadimitriou S A, Achilias D S, Bikiaris D N. Chitosan-g-PEG

nanoparticles ionically crosslinked with poly (glutamic acid) and tripolyphosphate as protein delivery systems [J]. International Journal of Pharmaceutics, 2012, 430 (1-2): 318-327.

[14] Na J H, Koo H, Lee S, et al. Real-time and non-invasive optical imaging of tumor-targeting glycol chitosan nanoparticles in various tumor models [J]. Biomaterials, 2011, 32 (22): 5252-5261.

[15] Xu Q, Guo L, Gu X, et al. Prevention of colorectal cancer liver metastasis by exploiting liver immunity via chitosan-TPP/nanoparticles formulated with IL-12 [J]. Biomaterials, 2012, 33 (15): 3909-3918.

[16] Deng Z, Zhen Z, Hu X, et al. Hollow chitosan - silica nanospheres as pH - sensitive targeted delivery carriers in breast cancer therapy [J]. Biomaterials, 2011, 32 (21): 4976-4986.

[17] Tripathi S K, Goyal R, Kumar P, et al. Linear polyethylenimine-graft-chitosan copolymers as efficient DNA/siRNA delivery vectors in vitro and in vivo [J]. Nanomedicine: Nanotechnology, Biology and Medicine, 2012, 8 (3): 337-345.

[18] Motwani S K, Chopra S, Talegaonkar S, et al. Chitosan - sodium alginate nanoparticles as submicroscopic reservoirs for ocular delivery: Formulation, optimisation and in vitro characterisation [J]. European Journal of Pharmaceutics and Biopharmaceutics, 2008, 68 (3): 513-525.

第五章　纳米乳与亚微乳制备技术

第一节　概　述

乳剂（Emulsions）是指互不相容的两种液体混合，其中一种液体以小液滴状态均匀分散于另一种液体中，形成的非均相液体分散体系，亦称乳浊液。根据液滴的大小，可分为普通乳（粒径）、亚微乳和纳米乳。其中纳米乳与亚微乳以往均称为微乳（Microemulsion），由英国化学家 Schulman 和 Hoar 于 1943 年首次发现。

一、纳米乳

纳米乳（Nanoemulsion）是由水、油、表面活性剂和助表面活性剂等自发形成，粒径为 10～100nm 的各向同性的胶体分散体系。其乳滴多为球形，大小比较均匀，透明或半透明，经热压灭菌或离心也不能使之分层，通常属热力学稳定系统。与普通乳剂相比，有着多方面的区别，纳米乳与普通乳的区别见表 5－1。

表 5－1　纳米乳与普通乳的区别

	纳米乳	普通乳剂
形状大小	球形，大小比较均匀，粒径在 0.01～0.1μm	球状，大小分布不均匀，粒径一般在 0.1～100μm
分散性质	具各向性、低黏度（与水接近）	黏度远大于水
外观	透明或半透明液体	不透明液体
组成	乳化剂用量大，约为 5%～30%，一般需要加入助乳化剂	乳化剂用量多低于 10%，一般无需加入助乳化剂
稳定性	热稳定性系统，可热压灭菌，离心后不分层	属于热力学不稳定性系统，不可热压灭菌，离心后分层，有分层、絮凝、转相、破裂及酸败等现象
油、水混溶性	在一定范围内与油相、水相都能混溶	只能与外相溶剂混溶

近年纳米乳愈来愈受到重视，主要用作药物的胶体性载体。其主要优点是毒性小、安全性高、可增大难溶于水的药物的溶解性、提高易水解药物的稳定性、不需特殊设备即可大量生产。还可作为靶向给药系统、可制成稳定性高、生物利用度好、可经皮、口服或注射的纳米乳。将疏水性药物制成口服纳米乳，适合儿童或不能吞服固体剂型的病人服用；脂溶性的维生素A、维生素D、维生素K等制成口服纳米乳，比溶解在植物油中的化学稳定性更好；在多数情况下，其吸收比片剂或胶囊剂更迅速、更有效，如环磷酰胺制成O/W型纳米乳可提高其抗癌活性；聚乙二醇修饰的纳米乳，因增加了表面的亲水性，减少了被巨噬细胞的吞噬，从而明显延长在血液循环系统中滞留的时间，称为长循环纳米乳。纳米乳的一般缺点是释药难以控制且多数为快速释放。

纳米乳的结构分为油包水型（W/O）、水包油型（O/W）和油水双连续结构（bi-continuous structure，BS）三种，基本结构如图5-1所示。油包水型（W/O）纳米乳的水相由表面活性物质（表面活性剂和助表面活性剂）包裹，分散在油相中，分子极性端朝水相，非极性端朝向油相。油包水型纳米乳可与多余的油相共存，称之为Winsor I型。纳米乳与油相之间的表面张力远小于水相之间的表面张力。水包油型（O/W）纳米乳是细小油相分散在水相中，其可以与多余的水相共存，称为Winsor II型，与水相之间的表面张力远小于油水之间的表面张力。当油水两相比例适当时会形成双连续相纳米乳。任一部分油相在被连续水相包裹形成液滴的同时，又与其他油滴一起组成油连续相，包围处于油相中的水滴，由表面活性剂组成的界面不断波动，使双连续相纳米乳具有各向同性。双连续相结构中，水相与油相形成类似于海绵状的结构，连续的水相或油相的宽度亦在几十纳米，其是W/O型与O/W型

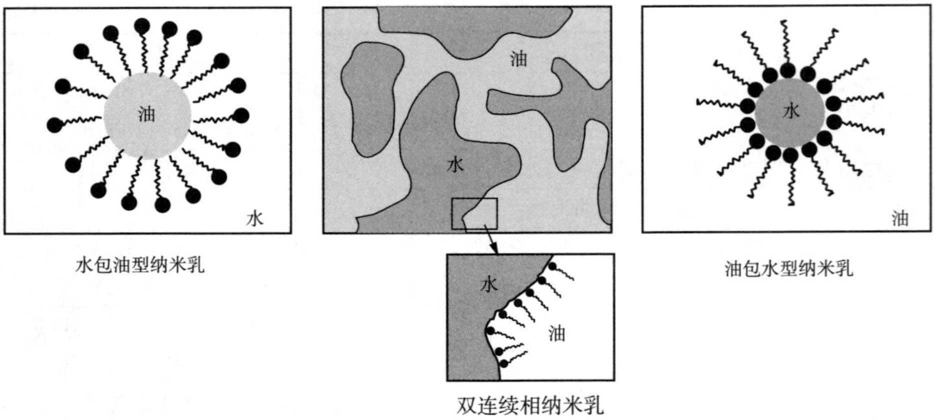

图5-1　纳米乳的三种基本结构

之间的过渡状态，又称为中相纳米乳，实际应用比较少。纳米乳的结构类型由处方中各组分的结构、性质与比例决定。无论何种类型，纳米乳各相间的界面张力均较低，并且纳米乳始终是一动态结构、表面活性物质分子构成的界面始终在自发地波动。

关于纳米乳的形成机理至今尚未完全明确。Shulman 等认为界面张力在纳米乳形成过程中起重要作用，在乳化剂及助乳化剂的作用下，纳米乳中不仅出现油、水间的超低界面张力，而且还可产生负的界面张力，因而纳米乳极其稳定；另一些学者不同意负界面张力的说法，认为纳米乳类似于胶束乳(Micellar emulsion)。在普通乳中增加乳化剂并加入助乳化剂可以得到纳米乳，其每个小的乳滴都有乳化剂及助乳化剂形成的膜，故增大了乳化剂的用量，而助乳化剂则增大膜的柔顺性，促进曲率半径很小的膜的形成；在浓的胶束溶液中加入一定量的油及助乳化剂也可以得到纳米乳，即油被胶束增溶，同时胶束粒径变大。故目前多数人认为纳米乳是介于普通乳和胶束溶液之间的一种热力学稳定的胶体分散系统。

二、亚微乳

亚微乳（Submicroemulsion）又称亚纳米乳，粒径在 100～1000nm 之间、外观不透明、呈浑浊或乳状、稳定性也不如纳米乳，虽可热压灭菌，但灭菌时间太长或重复灭菌也会分层，属于热力学不稳定系统。通常由油相、水相、乳化剂和稳定剂组成。

早期的亚微乳中不加入药物，仅作为脂肪乳剂用于高能量的胃肠外营养。近些年来，亚微乳作为一种载药体系日益受到重视。目前在市场上已有地西泮、异丙酚、依托咪酯、前列腺素 E 和脂溶性维生素等静脉注射用亚微乳产品。

亚微乳作为载药体系主要具有以下几个特点：

（一）提高药物溶解度

难溶性药物制成静脉注射剂的常用方法有制成可溶性盐、加入增溶剂、加入助溶剂和使用潜溶剂。但是附加剂可能对人体产生毒性，有的难溶性药物制成注射剂，可能出现稀释时药物析出、注射部位疼痛或引发静脉炎等问题。因此，并不是所有的难溶性药物都可制成静脉注射剂。将难溶性药物溶解或增溶于适宜的油相中制成含药静脉注射用脂肪乳剂，可提高药物的溶解度。该法不需引入有机溶剂即可大大提高载药量，并可避免上述问题。

（二）增加药物稳定性

含药静脉注射用脂肪乳剂中，大部分药物分布在油相或油水界面，避免与水直接接触。对于易水解或对水敏感的药物，这种隔离起到了增加稳定性的作用。

（三）减轻不良反应

静脉注射用亚微乳不含或仅含少量有机溶剂，对血管刺激性较小；同时，外水相中药物较少，可有效降低由药物引起静脉炎的可能，增强患者的顺应性。

另外，静脉注射用亚微乳具有一定的靶向性，可降低非靶区药物的浓度，提高体内及经皮吸收率等特点。

第二节　常用的制备材料

微乳是由油相、水相、乳化剂、助乳化剂及稳定剂制成，作为药用载体对处方要求严格，不仅要求能大范围内形成纳米乳和亚微乳，还要求药物载体无毒、无刺激、无不良药理作用及具有生物相容性。并对主药具有较大的增溶性，同时不影响主药的药效和稳定性，制订制备方案时应慎重选择相应的原料和辅料。

一、油相

要求成分较纯，形成的乳剂毒副作用较小，化学性质稳定，对药物有一定的溶解能力，并能与乳化剂分子之间保持渗透和联系，以确保所制备的纳米乳能完全包封药物，且容易形成界面膜。

主要采用植物来源的长链甘油三酯，如麻油、棉籽油、豆油等。但由于油相分子链过长不易形成微乳，现多采用中链（C8～C10）甘油三酯（Captex 355，Miglyol 812 等）和长链甘油三酯合用作为油相。

常见应用于微乳的油类或脂类见表 5 - 2。

表 5 - 2　应用于微乳的油类/脂类列表

名　称	在微乳中的关键环节
三辛酸甘油酯	具有良好的增溶性和乳化性能，适宜外皮/透皮微乳制备
丙二酸丙烯酯	
辛酸、癸酸三甘油酯	适合局部、肠道和口腔微乳的制备
葵花油	
玉米油	适用于口腔微乳的制备
橄榄油	
芝麻油	

（续表）

名　称	在微乳中的关键环节
液状石蜡	适用于口腔、局部麻醉微乳的制备
桉树油	
肉豆蔻酸异丙酯	
大豆油	适用于口腔及肠道微乳的制备
丙二醇单宁酸酯	
甘油单辛酯	
三乙酸甘油酯	
辛酸丙二醇单酯	适用于多种用途微乳制备，具有良好的增溶性和乳化性
聚乙醇酸甘油酯	
辛/癸甘油三酸酯	
C8/C10 单甘油二酯	

二、常用乳化剂与助乳化剂

选用乳化剂时不仅要考虑其使纳米乳稳定的乳化性能，而且要考虑其毒性、对微生物的稳定性和价格等。

（一）天然乳化剂

如多糖类的阿拉伯胶、西黄蓍胶及明胶、白蛋白和酪蛋白、大豆磷脂、卵磷脂及胆固醇等。这些天然乳化剂降低界面张力的能力不强，但它们易形成高分子膜而使乳滴稳定。明胶及其他蛋白质类乳化剂的带电状况受溶液 pH 的影响，在其等电点时稳定性最小。

天然乳化剂的优点是无毒、价廉，缺点是批间差异对大量生产很不利，其产品的差异可能在生产当时不显著，但几个月之后就明显了。牛制品可能有疯牛病的威胁，另外有许多都可能受微生物的污染（包括致病菌和非致病菌）。

（二）合成乳化剂

合成的乳化剂品种较多，分为离子型和非离子型两大类。纳米乳常用的非离子型乳化剂有脂肪酸山梨坦（亲油性）、聚山梨酯（亲水性）、聚氧乙烯脂肪酸酯类（商品名 Myrj，亲水性）、聚氧乙烯脂肪醇醚类（商品名 Brij，亲水性）、聚氧乙烯聚氧丙烯共聚物类（聚醚型，商品名 Poloxamer 或 Pluronic）、蔗糖脂肪酸酯类和单硬脂酸甘油酯等。非离子型的乳化剂口服一般认为没有毒性用于静脉给药有一定的毒性，其中 Pluronic F68 的毒性很低。这些表面活性剂一般都有轻微的溶血作用，其溶血作用的顺序为：聚氧乙烯脂肪醇醚类＞聚氧乙烯脂肪酸酯类＞聚山梨酯类。在聚山梨酯类中溶血作用的顺序为：聚山梨酯 20＞聚山梨酯 60＞聚山梨酯 40＞聚山梨酯 80。

常见应用于微乳的乳化剂见表 5－3。

表 5－3　常见乳化剂/表面活性剂的类型以及在纳米乳中的应用

乳化剂/表面活性剂	类　型	关键环节
聚氧乙烯蓖麻油	非离子表面活性剂	无毒，适用于自发形成微乳
聚乙二醇十二羟基硬脂酸锂	非离子表面活性剂	
聚氧乙烯（4）月桂醇醚	非离子表面活性剂	
司盘－20	非离子表面活性剂	无毒，与其他表面活性剂一起达到负界面张力
司盘－80	非离子表面活性剂	
吐温－20	非离子表面活性剂	无毒，适用于自发形成微乳
吐温－80	非离子表面活性剂	
吐温－40	非离子表面活性剂	
吐温－60	非离子表面活性剂	
月桂酸月桂醇	非离子表面活性剂	
聚氧乙烯 6－月桂醚	非离子表面活性剂	
脂肪酸聚甘油酯	非离子表面活性剂	
烷醇	阴离子表面活性剂	有毒，适用于自发形成的微乳
十二烷基硫酸钠	阴离子表面活性剂	
十二烷基三甲基溴化铵	阳离子表面活性剂	
明胶	两亲性蛋白	无毒，适用于自发形成的微乳
乳清分离蛋白	两亲性蛋白	
乳清蛋白浓缩物	两亲性蛋白	
乳清蛋白水解物	两亲性蛋白	
酪蛋白酸钠	两亲性蛋白	
改性淀粉	水解胶体（阳离子）	有毒，适用于自发形成的微乳
果胶	水解胶体（阴离子）	
大豆卵磷脂	磷脂（两亲性）	无毒，适用于自发形成的微乳

（三）助乳化剂

助乳化剂可调节乳化剂的 HLB 值，形成更小的乳滴。助乳化剂应为药用短链醇或适宜 HLB 值的非离子型表面活性剂。常用的有正丁醇、乙二醇、乙醇、丙二醇、甘油、聚甘油酯等。用于制备微乳的常用助乳化剂见表 5－4。

表 5－4　用于制备微乳的常用助乳化剂

名　称	在微乳中的关键环节
乙二醇单乙基醚	无毒，辅助表面活性剂形成负界面张力
甘油、乙二醇	无毒，辅助表面活性剂形成负界面张力
乙醇	无毒，辅助表面活性剂形成负界面张力
丙醇	无毒，辅助表面活性剂形成负界面张力
甲醇	剧毒，辅助表面活性剂形成负界面张力，不能应用于药物传递系统

三、稳定剂

乳剂的界面膜常因加入脂溶性药物而改变，需要加入半亲油、半亲水，表面活性不高，能定位在界面膜内的稳定剂，以增大膜的强度，增大药物的溶解度。使亚微乳的 Zeta 电位绝对值升高，增加亚微乳的稳定性。常用的稳定剂有油酸、油酸钠、胆酸、脱氧胆酸及其钠盐等。

第三节　纳米乳与亚微乳的制备方法

一、纳米乳的制备

（一）形成的条件

1. 需要大量乳化剂

纳米乳中乳化剂的用量一般为油量的 20%～30%，而普通乳中乳化剂多低于油量的 10%。因纳米乳乳滴小、界面积大，需要更多的乳化剂才能乳化。

2. 需要加入助乳化剂

助乳化剂可插入到乳化剂界面膜中形成复合凝聚膜，在提高膜的牢固性和柔顺性的同时，又可增大乳化剂的溶解度，进一步降低界面张力，有利于纳米乳的稳定。纳米乳的超低界面张力（γ）对稳定性起着重要作用，通常其 $\gamma<10^{-2}$ mN/m（大于这个数值则成普通乳，该值称为临界值）。乳化剂受溶解度的限制，γ 降低的程度不够，即降到这个值之前已达到临界胶束浓度，γ 就不再降低。助乳化剂使乳化剂的溶解度增大，γ 进一步降低甚至可出现负值（可以理解为增大界面不仅不需要能量，而且会自动进行并释放能量），乳滴易于进一步分散，乳化剂及助乳化剂在油水界面进一步大量吸附，使两者在

连续相内的浓度降低，界面张力重新成为正值，于是形成纳米乳。助乳化剂可调节乳化剂的 HLB 值，使其符合油相的要求。一般不同的油对乳化剂的 HLB 值有不同的要求。制备 W/O 型纳米乳时，大体要求乳化剂的 HLB 值为 3～6，制备 O/W 型纳米乳则需用 HLB 值为 8～18 的乳化剂。

（二）纳米乳的制备方法

1. 确定处方

处方的必需成分通常是油、水、乳化剂和助乳化剂。当油、乳化剂和助乳化剂被确定之后，可通过三元相图找出纳米乳区域，从而确定它们的用量。在油、水、乳化剂和助乳化剂 4 个组分中，一般可将乳化剂及其用量固定，水、油、助乳化剂 3 个组分占正三角形的 3 个顶点，在恒温条件下形成纳米粒的三元相图（图 5－2）。图中有两个纳米乳区，一个靠近水的顶点，为 O/W 型纳米乳区，范围较小；另一个靠近助乳化剂与油的连线，为 W/O 型纳米乳区，范围较大，故制备 W/O 型纳米乳较为容易。但温度对纳米乳的制备影响较大，研究相图时需要恒温。

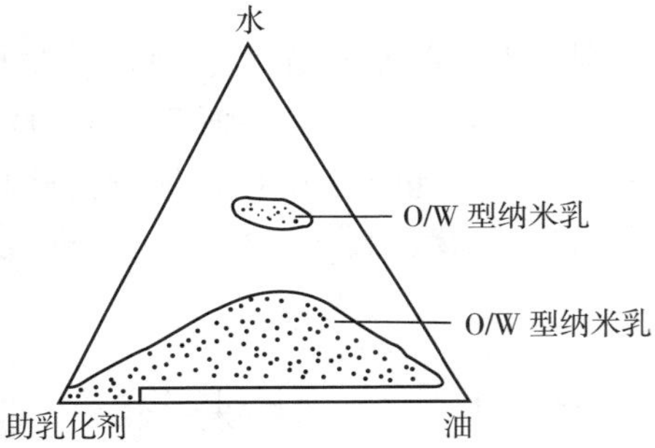

图 5－2　纳米粒的三元相图
（乳化剂的量固定）

可以在 4 个组分中固定一个组分的量，其余 3 个纯组分作为三角形的 3 个顶点（或以一定比例的乳化剂/助乳化剂为一个顶点，其余两个顶点为纯组分）组成三元相图。由于纳米乳需要较大量的乳化剂而带来毒性，当研究如何制备含乳化剂量较少而且稳定的纳米乳时，先制作经典的三元相图（油相的量作 50%，乳化剂、助乳化剂、水三组分作 50% 的相图）以确定乳化剂/助乳化剂（磷脂/乙醇）比例。再固定此比例作一个顶点，水、油为另两个顶点作三元相图求得水/乙醇的最佳比例为 0.6 再以比例为 0.6 的水/乙醇为一个组分，乳化剂和油各作一个组分，制作三组分相图，计算得其纳米乳范围内的乳化剂（磷脂）量分别为 6%～28%。较经典三元相图中纳米乳区所需的乳化剂量（28%～29.6%）大为减少。改良的相图可获得低乳化剂含量的稳定纳米乳。特别是当助乳化剂乙醇含量高（靠近水/乙醇的顶点）或油量很大（靠近油的顶点）时，乳化剂的用量很低，有利于降低毒性。

2. 制备方法

从相图确定了处方后，将各成分按比例混合即可制得纳米乳（无需做大的功)。纳米乳常规制备方法有两种：一种是把有机溶剂、水、乳化剂混合均匀。然后向该乳液中滴加醇（助乳化剂），在某一时刻体系会突然间变得透明而制得纳米乳；另一种是把有机溶剂、醇（助乳化剂）、乳化剂混合为乳化体系，向该乳化液中加水，体系也会在瞬间变为透明，而形成纳米乳。但只要纳米乳处方选择适当，微乳的制备与各成分的加入顺序无关。

通常制备 W/O 型纳米乳比 O/W 型纳米乳容易。纳米乳中的油、水仅在一定比例范围内混溶，在水较多的某一范围内形成 O/W 型纳米乳，在油较多的某一范围内形成 W/O 型纳米乳。配制 O/W 型纳米乳的基本步骤是：①选择油相及亲油性乳化剂，将该乳化剂溶于油相中；②在搅拌下将溶有乳化剂的油相加入水相中，如已知助乳化剂的用量，则可将其加入水相中；③如不知助乳化剂的用量，可用助乳化剂滴定油水混合液至形成透明的 O/W 型纳米乳为止。

（1）水相滴定法

拟三元相图是通过记录发生相变时的水、油及表面活性剂含量绘制而成的，如图 5－3 所示。相图是由三种不同的成分混合而成的，先称量到烧杯中，用水滴定，在室温下搅拌均匀。采用可视化方法确定单相/双相系统的形成，当混合物呈现浑浊时为双相系统，但在搅拌配方后，浑浊逐渐变澄清透明，该体系为单相系统。图 5－3 中的点为相变的点，被这些点覆盖的区域为纳米乳形成的区域。

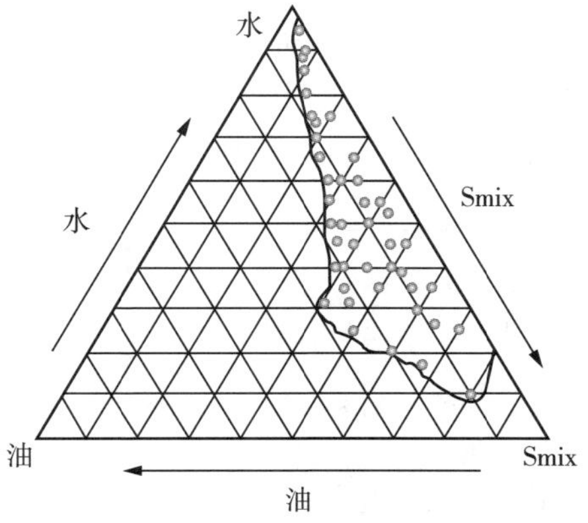

图 5－3　水、油、表面活性剂系统假想的拟三元相图

注：Smix 这是指表面活性剂和助表面活性剂的混合物

（2）高压均质法

通过这种方法可以产生纳米乳中粒径极小的液滴。这一过程运用高压均

质器使油相和水相两种液体均匀分布。这两相液体受高压通过一个很小的进料孔（500～5000 PSI），通过湍流和液压剪获得纳米乳微粒（最小粒径为1nm）。这一技术的唯一缺点是高能耗和纳米乳液的温度在制备过程中的快速升高。

（3）动态超高压均质

动态超高压均质技术是一项按照粒径大小要求大规模生产的专利技术。该设备应用高压容量泵（5000～20 000 PSI）制备纳米乳。这个技术运用的设备是微射流机。产品通过微通道流向撞击区域，产生极细的亚微米范围微粒。两种溶液（水和油性相）结合在一起，并在内联均质机中处理，以产生粗乳液。粗乳液进一步引入微射流机，以获得稳定的乳液。重复此过程，直到获得所需的粒度。

（4）溶剂置换法

将油相溶解到水溶性有机溶剂中，再将有机相溶解到含有表面活性剂的水相中，通过有机溶剂的迅速扩散自发产生纳米乳。该方法的优点是简单方便，可以在室温下经搅拌来形成纳米乳；缺点是在制备好纳米乳后要去除里面的有机溶剂。

（5）自发乳化法

自发乳化法可在室温下，无需使用有机溶剂或加热来制备纳米乳。具体方法为：将水加入混有表面活性剂的油相中，不断搅拌，最终形成粒径极小、动力学稳定的纳米乳。无论 O/W 还是 W/O 都可采用该方法制备。在自发乳化法过程中会形成薄片状的液晶相或 D－型双连续相。无论是 O/W 型还是 W/O 型纳米乳都可以通过这种方法制备。O/W 型和 W/O 型纳米乳药物结构及形成过程如图 5－4、5－5 所示。采用该方法制备的纳米乳具有较高的动能和较长的胶体稳定性，然而它们的热力学是不稳定的。

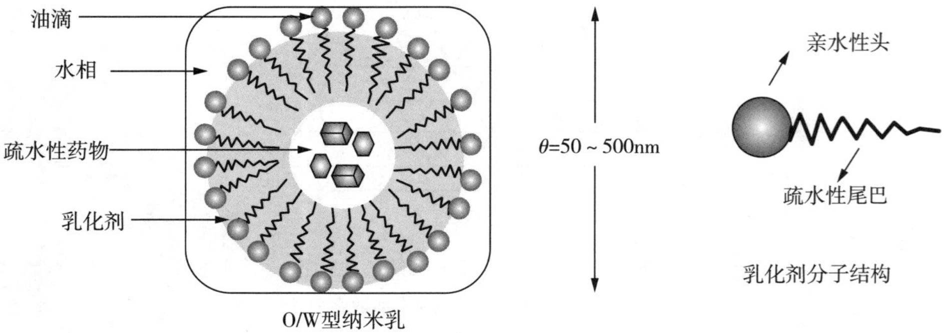

图 5－4　水包油型纳米乳包埋疏水性药物结构及形成过程

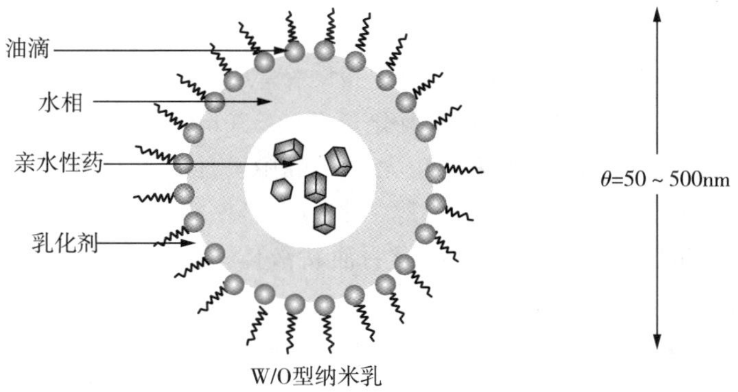

图 5-5 油包水型纳米乳包埋亲水性药物结构及形成过程

3. 制备要点

制备纳米乳的关键是选择合适的处方组分（水相、油相、乳化剂和助乳化剂）及确定恰当的比例。处方组成及比例不恰当，就不能生成纳米乳或生成的纳米乳区域小，达不到增加难溶性药物的溶解度、提高药物稳定性及生物利用度的目的。

4. 常用的设备

纳米乳只要各组分比例适当，不需要外力做功即可自发形成纳米乳，无需特殊设备，通常采用组织捣碎机、高剪切乳化分散机和高压均质机（图 5-6)、超声波乳化器等设备，以适应各种选择的处方或增大分散强度，缩短乳化时间，以尽快形成稳定的纳米乳。

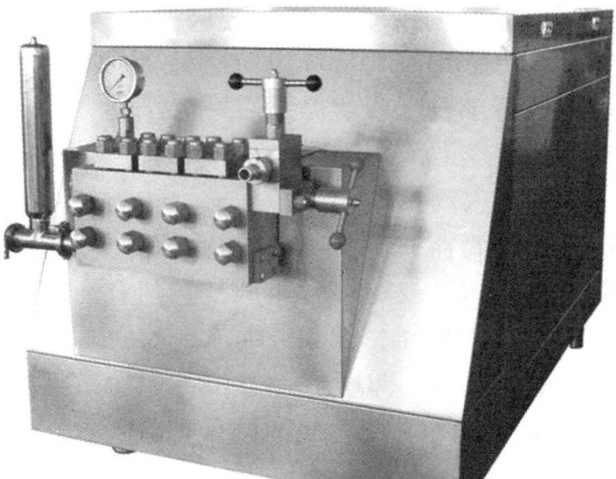

图 5-6 高压均质机

（二）例子

环孢素A纳米乳浓液软胶囊的制备

【处方】 环孢素A 100mg、1，2-丙二醇100mg、无水乙醇100mg、精制植物油320mg、聚氧乙烯（40）氢化蓖麻油380mg。

【制法】 将环孢素A粉末溶于无水乙醇中，加入乳化剂聚氧乙烯（40）氢化蓖麻油、助乳化剂1，2-丙二醇，混匀得澄明液体，测定乙醇含量合格后，加入精制植物油混合均匀，得澄明油状液体。由胶皮轧丸机制得环孢素A纳米乳浓液胶丸（软胶囊）。

【处方分析】 环孢素A为有效成分。精制植物油为油相、聚氧乙烯（40）氢化蓖麻油为乳化剂；1，2-丙二醇为助乳化剂、无水乙醇为溶剂。环孢素A是一种常用的免疫抑制剂，由11种氨基酸组成的环状多肽化合物，不溶于水，几乎不溶于油，易溶于乙醇。口服很难吸收，生物利用度低。环孢素A纳米乳浓液软胶囊的生物利用度为市售软胶囊（内为W/O型乳剂）的174％～239％。

二、亚微乳的制备

（一）影响亚微乳形成的因素

1. 药物的影响

少数药物已被成功地制成了亚微乳，载药亚微乳的物理化学稳定性是限制这种给药载体广泛应用的主要原因。

2. 乳化剂的影响

乳化剂的主要作用是在分散相液滴界面形成致密的乳化膜，当乳化剂浓度过低时，液滴界面不能达到饱和吸附，不足以形成致密界面膜，对防止乳滴聚集几乎没有作用。另外，乳化剂的浓度对乳剂的荷电性也有影响。如以豆磷脂为乳化剂的全氟化碳乳，其Zeta电位随乳化剂浓度增加而升高，升高至一恒定值后，随分散相全氟化碳的增加而降低。说明要使乳剂稳定就必须加入适量的乳化剂。

3. 稳定剂的影响

亚微乳往往因载入药物而使界面膜发生改变，失去稳定性，通常需要加入能定位在界面膜的稳定剂，亚微乳常用的稳定剂有油酸、油酸钠、胆酸及胆酸盐等。它们是亲水、半亲油、表面活性不高的物质，其主要作用是在亚微乳中形成稳定的复合凝聚膜，增大膜的强度；增加药物的溶解度；提高亚微乳的Zeta电位绝对值，增加乳滴之间的排斥力，阻止乳滴聚集，从而提高亚微乳的稳定性，甚至可以提高载药量。

（二）亚微乳的制备方法

1. 制备方法

亚微乳是以植物油为主要成分，加乳化剂、助乳化剂与注射用水，通过高压乳匀机制成亚微乳，经高压灭菌可供静脉注射。通常载体粒径应比微血管（内径 4μm 左右）小才不会发生栓塞。一般亚微乳要使用高压乳匀机将粗乳捣碎并滤去粗乳滴与碎片。其中的植物油可经机体代谢而完全利用。20%静脉注射脂肪亚微乳含有相当于 10 倍体积的 5%葡萄糖的热量。亚微乳还可以作为水溶性或脂溶性药物的载体。

（1）临用前制备

早期的含药脂肪乳通常是在临用前将药物加入市售的空白脂肪乳中，振摇即得。该法虽然简单，但产品的物理稳定性差，故仅在临床用药时偶有应用。

（2）两步乳化法

首先在微热下将药物（也可包括乳化剂）溶解或分散在油相中，乳化剂等渗调节剂等溶解或分散在水相中，将油、水两相分别加热至 70℃。然后两相混合，在 70～80℃用高速乳化器（搅拌器、组织捣碎机等）高速分散得粗乳。将粗乳迅速冷却至＜20℃经高压乳匀机或微射流机乳化，即得亚微乳。调节 pH 值，过滤除去大粒子后分装，热压灭菌即得。所有操作均在氮气流下进行。这种制备方法适合大批量生产。

高压乳匀技术现已应用于生产市售的亚微乳。当粗乳通过高压阀时，由于高压作用和速度的变化产生空穴力。分散相受空穴产生的震波的影响，粗粒子被分散，粗乳重复通过阀门，继续减小粒径直至平衡为止。平衡值的大小主要取决于乳剂的化学性质。

微射流技术是在高压下使两股液流互相撞击而使粗乳分散。粗乳通过有一系列瓷片的通道系统的对流室中，分成两股，然后高速合并，在该过程中粗粒子变成了细小粒子，通常需要反复几次操作才能达到要求的粒径。

（3）超声波乳匀法

超声波乳匀法依靠超声波能的短脉冲波分散粒子，可使粗乳分散。在 90W 下连续超声处理 20min，然后以每秒 10%的速度将超声功率降低至 55W。制备了劳拉西泮静脉注射乳，该法制得的乳剂粒径均＜300nm，7 个月内粒径基本没有变化。该方法的缺点是单位产量低，不适用于大批量生产。

（4）SoEmul 技术

难溶性药物分为两种：一种难溶于水但有一定脂溶性；另一种在油水两相中溶解性都很小。对于前者可以采用两步高压乳匀法进行制备；但是后者却很难制成静脉注射亚微乳。MULLR 等研制开发了 SoEmul 技术，即将难溶性药物以微粉或是纳米晶体表面活性剂溶液的形式加入空白乳剂中，经高压乳匀，得到含药亚微乳。通过这种技术，足够量的亲脂性药物可以结合到脂肪乳的亲脂核内或插入油水界面的乳化膜。他们用该法将油水均难溶的药物卡马西平、两性霉素 B 及依曲康唑等制成静脉注射乳剂。但这种方法制得的脂肪乳仅限用于注射给药，目前还未见用于眼部给药。

（5）干乳制备技术

静脉注射亚微乳属于热力学不稳定体系，在灭菌、贮存和运输过程中易发生分层、破裂，而且药物在液态下容易降解，乳化剂等辅料也容易发生氧化分解。为尽可能解决上述问题，早在 20 世纪 60 年代就有人制备了药物的干乳剂。干乳剂具有体积小、运输方便、稳定性高等优点。干乳剂的制备方法主要有冷冻干燥法、喷雾干燥法、减压蒸馏法、吸干法等，其中冷冻干燥法在注射给药中应用最多。

2. 制备要点

制备静脉用亚微乳关键时如何选择高效低毒的附加剂，并在确保亚微乳稳定的情况下，尽量减少用量，为避免造成毛细管堵塞，通常要求载体粒径小于微血管内径。如药物或其他成分易于氧化，则制备的各步骤都要在氮气下进行，如有成分对热不稳定，则采用无菌操作。

3. 常用设备

常采用组织捣碎机、高剪切乳化分散机和高压均质机设备。

（三）例子

地西泮静脉注射用亚微乳的制备

【处方】 地西泮 5g、poloxamer 108 40g、精制豆磷脂 3g、精制豆油 150g、注射用甘油 25g、注射用水加至 1000g。

【制法】 将精制豆磷脂、地西泮溶入精制豆油中作油相，将 poloxamer 108 和注射用甘油溶入注射用水中作水相。油相与水相加热至 60℃，倾入组织捣碎机中捣 9 分钟得粗乳，将粗乳转入高压乳匀机中循环 3 次，过滤、分装、灭菌即得。

【处方分析】 地西泮为有效成分。poloxamer 108 和精制豆磷脂为乳化剂，精制豆油为油相，注射用甘油为等渗调节剂，注射用水为水相。地西泮为苯二氮卓类抗焦虑药。在乙醇中溶解，在水中几乎不溶。制备成亚微乳能克服市售地西泮注射液因含有机溶剂（40％丙二醇和 10％乙醇，其中还含有苯甲醇和苯甲酸）带来的毒性和血栓性静脉炎等副作用。

第四节 纳米乳与亚微乳的质量评价

一、乳滴粒径及其分布

乳滴粒径是纳米乳和亚微乳的重要质量指标之一。测定乳滴粒径的方法有以下几种方法。

（一）电镜法

1. 透射电镜（TEM）法

用蒸馏水稀释脂肪纳米乳，再加 O_sO_4 溶液固定 15min，将固定的乳剂薄层做 TEM 测定小乳滴边界清楚方法简便。

2. 扫描电镜（SEM）法

用 SEM 可得乳滴的三维图像（不同于 TEM），有利于结果的解释。但类脂极难固化，故应特别注意 SEM 的固化手段，以便保持乳滴的粒径及形状。

3. TEM 冷冻碎裂法

将乳剂速冻再碎裂，可区别乳滴与极易混淆的气泡，可测出分子的尺寸及类脂等大分子的精细结构。

（二）其他方法

光子相关光谱法和计算机调控的激光衍射测定法，可有效地测定 0.05～10μm 范围的乳滴。激光衍射测定法无需加入电解质，因而不会影响纳米乳、亚微乳的稳定性。

二、药物的含量

纳米乳和亚微乳中药物含量的测定一般采用溶剂提取法。溶剂的选择原则主要应使药物最大限度地溶解在其中，而最少溶解其他材料，溶剂本身也不应干扰测定。

三、稳定性

纳米乳通常是热力学稳定系统。亚微乳在热力学上仍是不稳定的，在制备过程及贮存中乳滴都有增大的倾向。评定亚微乳的稳定性是决定其贮存期的基本因素。有关药物制剂稳定性的指导原则指出：稳定性的重点考察项目为有无分层、药物及有关物质含量等，可以此为参考。亚微乳稳定性考察项目可以包括是否有分层现象以及乳滴粒径分布，也可对电导、黏度、Zeta 电位、pH 值及化学组成（药物含量及有关物质）进行测定。

案　例

近年来，全球范围内病原微生物耐药性增强，而新型强效广谱抗生素又缺乏，因此开发新的方法来对抗耐药性细菌势在必行。近日，在南京工业大学药学院副院长缪文俊副教授的指导下，南京工业大学药学院本科生牛培元、冯读祥、王泽宇设计并制备出一种递氧纳米乳，可以利用抗菌光动力疗法改善并提高耐药革兰氏阴性菌的灭活效率。日前，这项成果刊发在国际期刊

《药剂学》上。

针对革兰氏阴性菌对抗菌光动力疗法不敏感的问题，团队设计并制备出一种递氧纳米乳——Ce6@FDC，利用全氟萘烷作为递氧材料，补充光动力治疗过程中迅速消耗的氧气，改善并提高耐药革兰氏阴性菌的光动力灭活效率。据王泽宇介绍，递氧纳米乳是药物的载体，就好像人们平时吃的胶囊，纳米乳相当于药物的外壳，里面包着的光敏剂也就是药物，这个外壳可以增强药物的作用效果。

以大肠杆菌为例，与传统游离光敏剂二氢卟吩 e6（Ce6）相比，在相同条件下，在光动力对抗浮游菌实验中，该递氧纳米乳增效光动力后，细菌数量的平均对数单位从 5.1 下降为 3.3；在生物膜清除实验中，该递氧纳米乳增效光动力后，生物膜内活细菌数量降低 5.2 个对数单位，耐药革兰氏阴性菌灭活效率显著提高。

直到 1959 年，Schulman 才提出“Microemulsion”这一概念。此后，纳米乳的理论和应用研究获得了迅速的发展。目前，纳米乳化技术已渗透到生物技术、日用化工、精细化工、石油化工、材料科学以及环境科学等领域，成为当今国际上具有巨大应用潜力的研究领域。在药学领域，纳米乳载药系统备受关注，我国科研学者，紧跟科学前沿，不断突破，研发出高效可控、稳定安全的纳米乳制剂，对我们药学产业的国际竞争力提高及现代化发展意义深远。

党的二十大报告指出，十年来，基础研究和原始创新不断加强，一些关键核心技术实现突破。我们要守正创新，坚持“做有用的科研”，在生物医药领域，科技创新，铸就守护人民生命健康之盾。

思考题

1. 思考目前纳米粒制剂开发的现状及所面临的问题？
2. 试讨论纳米乳和亚微乳在药剂学中的应用，并举例说明。
3. 纳米乳最常用的制备方法是哪个？简述其制备步骤。

参考文献

[1] 姚云霞，李云，李媛，等．纳米乳在药剂学中的研究及应用进展[J]．军事医学，2021，45（06）：473－478.

[2] 吴敏，吴梦莹，阿旺吉米，等．不同纳米药物载体临床应用研究进展[J]．中国药业，2022，31（16）：128－131.

[3] Zainab H. Mahdi，Nidhal K. Maraie. Overview on Nanoemulsion as a recently developed approach in Drug Nanoformulation [J]．Research Journal

of Pharmacy and Technology, 2019, 12 (11): 5754 - 5760.

[4] Huang Chunhui, Wang Canjian, Zhang Wenliu, et al. Preparation, in vitro and in vivo evaluation of nanoemulsion In situ gel for transnasal delivery of traditional Chinese medicine volatile oil from Ligusticum sinense Oliv. cv. Chaxiong [J]. Molecules, 2022, 27 (21): 87 - 96.

[5] NawazTouseef, Iqbal Muhammad, Khan Barkat Ali, et al. Polycaprolactone based pharmaceutical nanoemulsion loaded with acriflavine: optimization and in vivo burn wound healing activity [J]. Drug delivery, 2022, 29 (1): 131 - 139.

[6] 方亮. 药剂学: 第8版 [M]. 北京: 人民卫生出版社, 2016.

第六章　聚合物胶束制备技术

第一节　概　述

一、定义

聚合物胶束（Polymeric micelles）也称为高分子胶束，是由两亲性聚合物载体材料在水溶液中自组装形成的一种稳定的胶束溶液，结构如图 6 - 1 所示。当聚合物浓度大于其临界胶束浓度（Critical micelle concentration，CMC）时，在疏水作用、氢键作用和静电作用等作用力下，聚合物疏水嵌段会被迫相互靠拢，而亲水嵌段则伸向水溶液，形成稳定的核壳结构的胶束。聚合物胶束的粒径大小一般小于 500nm。

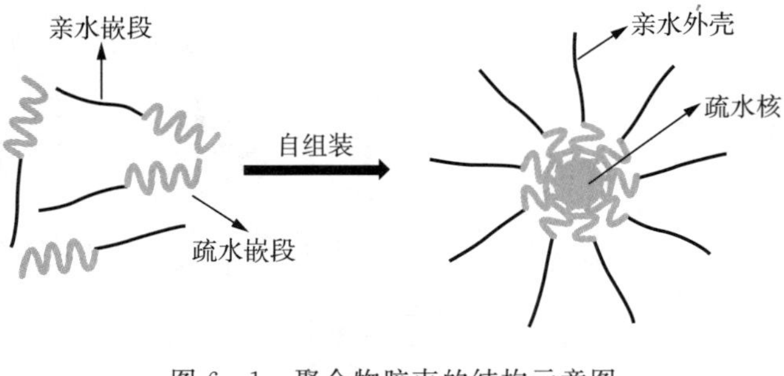

图 6 - 1　聚合物胶束的结构示意图

由于聚合物胶束在形成过程中体系自由能量减少，所以聚合物胶束是热力学稳定体系。聚合物胶束的稳定性与聚合物的结构、亲疏水嵌段性质密切相关，主要是因为聚合物的结构和亲疏水嵌段性质能影响聚合物的 CMC 值和胶束的聚集数。一般情况下，聚合物浓度高时，形成的聚合物胶束会发生聚集，更有甚者会发生形貌的变化；聚合物浓度过低或聚合物胶束体系被稀释，低于聚合物 CMC 值时，聚合物胶束就会发生解体。总的来说，聚合物的 CMC 值越小，聚合物胶束越容易形成，且胶体稀释稳定性越强。此外，还可以对聚合物胶束进行内部交联，以此提高聚合物胶束的稀释稳定性，延长聚合物胶束在体内的循环时间。

目前，聚合物胶束已作为一种新型制剂，已在临床上被使用，如由印度 Sun Pharma 公司研发的 Cequa。但上市的聚合物胶束制剂还不是很多，大部分聚合物胶束制剂只是在部分地区上市，且更多的还处于临床研究阶段（表 6-1）。随着聚合物胶束制备和研究技术的不断提高，聚合物胶束制剂的研究与开发将更加明朗。

表 6-1　目前已经批准上市或临床在研的部分聚合物胶束产品

商品名	生产商	活性成分	粒　径
Cequa	Sun Pharma	环孢素	22.4nm
Genexol® PM	SamyangBiopharm	紫杉醇	20～50nm
Nanoxel® M	SamyangBiopharm	多西紫杉醇	25.4nm
NK105	Kataoka's group 和 Nano Carrier	紫杉醇	85nm
SP1049C	Supratek Pharma	阿霉素	＜30nm
NK012	Nippon Kayaku	SN－38	20nm
CPC634	Cristal Therapeutics	多西紫杉醇	66nm
NK911	Nippon Kayaku	阿霉素	40nm
NC-6004	Kataoka's group 和 Nano Carrier	顺铂	28nm

二、特点

随着高分子材料科学的发展，一些特殊的聚合物载体结构也被关注。作为其中的一种，聚合物胶束更是得到深入地研究。深入研究发现，聚合物胶束的这种核壳结构在药物递送方面优势显著。疏水性药物可被装载在聚合物胶束的疏水区域中（大多数药物都是疏水性的），而亲水区域能稳定聚合物胶束。作为药物递送载体，聚合物胶束具体特点如下：

1. 稳定性

作为热力学稳定体系，聚合物胶束有很强的稀释稳定性，在体内外都有一定的稳定性。在水中自组装形成的聚合物胶束还能通过冷冻干燥形成冻干粉，并且再次分散到水中时，其粒径大小、形貌、载药量等几乎不变，易于保存。

2. 毒性小

聚合物胶束的毒性源于两方面：一方面是聚合物载体本身带来的毒性，但一般制备聚合物胶束的载体是用生物可降解的高分子，毒性小；另一方面是聚合物胶束装载的疏水药物带来的毒性，当药物被包裹在聚合物胶束的疏水区域，提高了疏水药物的靶向性，避免了疏水药物在正常组织的富集，进而降低了疏水药物的毒副作用。因此，聚合物胶束的毒性较小。

3. 增溶性

聚合物胶束有较大的载药量，大量疏水性药物装载于聚合物胶束疏水区域时，聚合物胶束仍具有很好的水溶性。因此，聚合物胶束不仅避免了疏水性药物在体内的水解或酶解，还极大地改善了疏水性药物的溶解性，起到增溶的作用。

4. 靶向性

聚合物胶束通常粒径较小，且粒径分布较窄，这有利于聚合物胶束对肿瘤血管的渗透，实现对肿瘤的被动靶向。此外，聚合物胶束的亲水层易修饰一些功能基团，如抗体、配体等，以实现聚合物胶束的主动靶向。

5. 缓释性

游离药物进入体内后会被快速代谢或排泄，而使其体内作用时间较短。将药物装载于聚合物胶束疏水区域可减少肾脏的清除，延长药物的血液循环时间。同时聚合物胶束可做成智能响应型载体在体内能响应病灶微环境缓慢释放药物，从而进一步延长药物的作用时间。

三、聚合物胶束的形成机制和形态

两亲性聚合物形成聚合物胶束时在水溶液中的浓度须达到 CMC 值。当浓度达到 CMC 值后，由于两亲性聚合物之间相互作用以及与水分子相互作用（包括电荷相互作用、氢键相互作用、金属配位相互作用等），两亲性聚合物的疏水嵌段会自发聚集，形成疏水嵌段向内，亲水嵌段向外的聚合物分子的核壳结构的缔合体，即聚合物胶束。CMC 值越低的两亲性聚合物，形成的胶束越稳定，且抗稀释能力越强。不同结构的两亲性聚合物 CMC 值也不同。此外，温度对两亲性聚合物的 CMC 值影响较大，主要因为温度越高，两亲性聚合物的溶解度会增大。对于离子型两亲性聚合物，当其水溶液中加入强电解质时，其 CMC 值会降低。

两亲性聚合物形成的胶束形态与其溶液浓度密切相关。当两亲性聚合物的浓度稍大于 CMC 值时，两亲性嵌段聚合物形成的胶束呈球形；随着浓度增加，胶束会逐渐变成棒型、六角束状型；浓度进一步增大时，胶束会呈平行排-列的板层状，如图 6-2 所示。

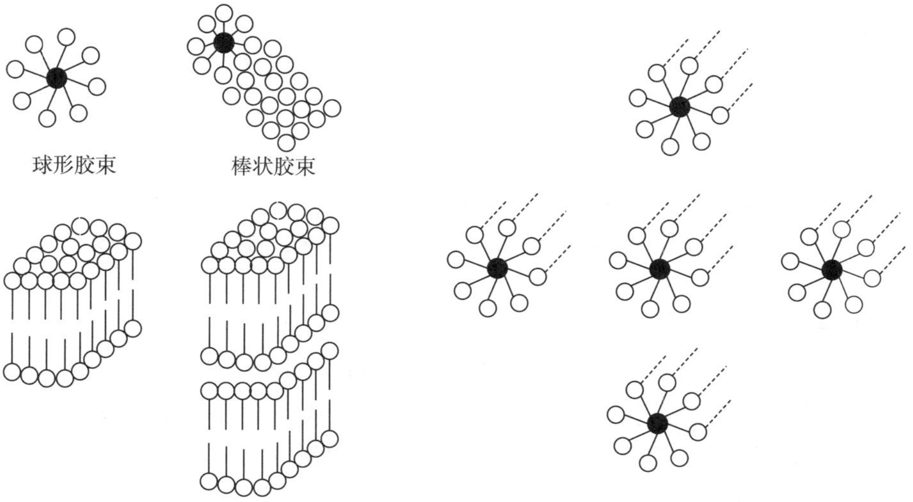

图 6－2　聚合物胶束的形态示意图

四、聚合物胶束的分类

（一）按形成胶束的聚合物种类的不同和形成聚合物胶束的原理分类

根据形成胶束的聚合物种类的不同和形成聚合物胶束的原理不同，可将聚合物胶束分为嵌段聚合物胶束、接枝共聚物胶束、聚电解质胶束、聚合物-药物偶联物胶束。

1. 嵌段共聚物胶束

嵌段共聚物又称镶嵌共聚物，是将两种或两种以上不同结构的链段连在一起合成的一种特殊聚合物，一般常用的有两嵌段（A－B）或三嵌段（A－B－A、B－A－B）的两亲性嵌段共聚物。嵌段共聚物胶束就是由两亲性嵌段共聚物在水中组装而成。这种嵌段聚合物胶束一般较稳定，粒径分布相对较窄，且易在亲水嵌段修饰抗体、叶酸等靶向分子，进一步提高嵌段共聚物对病变组织器官的靶向性。但要想形成理想的聚合物胶束，嵌段共聚物的疏水链段和亲水链段长度要适宜。

2. 接枝共聚物胶束

接枝共聚物是指在聚合物的主链上偶联与主链结构不同的聚合物链段作为侧链的一种共聚物。但不是所有的接枝共聚物都可以自组装形成胶束。当接枝共聚物的疏水链段为共聚物主链骨架，侧链为亲水链段时，这种接枝共聚物溶在水中就会自组装形成核壳结构的胶束结构。

3. 聚电解质胶束

聚电解质胶束是嵌段聚或接枝聚电解质与带相反电荷的聚电解质通过静

电作用或氢键作用形成的。聚电解质是指带有可电离基团的聚合物，这类聚合物在极性溶剂中极易发生电离，使聚合物带电荷。例如，在中性水溶液条件下聚氧乙烯-聚门冬氨酸共聚物和聚氧乙烯-聚赖氨酸共聚物混合，带正电的聚赖氨酸嵌段会与带负电荷的聚门冬氨酸嵌段通过静电作用聚集成聚离子复合物胶束的疏水内核，外壳由亲水嵌段的聚氧乙烯组成。聚电解质胶束是一种特殊的胶束，作为药物载体，其能装载带电荷的物质（如核酸、蛋白质等）的储存器，还能改善他们的性质，如溶解度、稳定性和反应性等。

4. 聚合物-药物偶联物胶束

聚合物与药物偶联也能形成胶束，一般是做成聚合物前药。药物与聚合物结合的方式有两种：一种是疏水性药物作为输水前段与另外一段亲水嵌段偶联；另外一种是药物接枝在聚合物疏水嵌段上或聚合物疏水段末端。聚合物-药物偶联物胶束能够有效避免药物在递送过程泄露的风险，但其也增加了药物释放的难度。

（二）按聚合物胶束响应型分类

按聚合物胶束响应型分类可以分为 pH 响应型、温度响应型、还原响应型、光响应型和多重响应型聚合物胶束等。

1. pH 响应型聚合物胶束

pH 响应型聚合物胶束能响应周围环境 pH 值的变化，而发生结构和理化性质的变化，进而发生胶体结构溶胀或解体，实现所装载药物的释放。人体的不同组织通常 pH 值是不一样的，如血液 pH 值 7.35～7.45、胃 pH 值 1.00～3.00、小肠 pH 值 4.40～7.40 等。就是因为人体不同部位 pH 值的差异，给 pH 值响应型的聚合物胶束的应用带来巨大优势。特别是对于肿瘤疾病的治疗意义巨大，因为肿瘤微环境较正常的组织器官偏微酸性，这为 pH 响应型聚合物胶束递药体系实现可控释药提供条件。早在二十世纪例八九十年代，科研工作者就已经开始设想将 pH 响应型聚合物胶束应用于药物递送。目前，常用的酸响应的基团有叔氨基、组氨酸嵌段、氨基酯、腙键、亚胺键、肟键、缩醛以及苯硼酸等。

2. 温度响应型聚合物胶束

温度响应型聚合物胶束是由温敏性聚合物自组装而成的温度的变化会引起温敏性聚合物在水中溶解度变化，改变胶束的性质，从而调控药物的递送和释放。此外，温度响应型聚合物胶束还有一个特别重要的性质是在水溶液中具有临界相转变温度。由于温度的调控相对容易，且不会带来过多的副作用，因此温度响应型聚合物胶束在药物递送方面研究较多。

3. 还原响应型聚合物胶束

还原响应型聚合物胶束在氧化还原环境中结构和性质会发生变化，进而导致胶束解体，实现药物的控制释放。肿瘤组织和正常组织以及肿瘤细胞内外的氧化还原环境都是不同的，正常组织中谷胱甘肽的浓度为 2～20μmol/L，肿瘤组织中谷胱甘肽的浓度约为正常组织的 2 倍，而在肿瘤细胞内谷胱甘肽的浓度达到 0.5～10mmol/L。就是因为这种明显氧化还原环境的差异使得还原敏感的聚合物胶束可以用于可控递送药物。此外，常用的还原敏感基团有硒醚、二硒键、二茂铁和二硫键等。

4. 光响应型聚合物胶束

由于一些光敏官能团在特定波长的光照射下会发生化学反应或构型改变，这就使得含有这些官能团的聚合物在特定波长的光照射下也会发生结构变化。因此，光响应型聚合物胶束在光照射下形态会发生改变，实现药物的释放。常见的光敏基团有偶氮苯、螺吡喃、二芳基乙烯和香豆素基团等。

5. 多重响应型聚合物胶束

人体是非常复杂的，单一响应型的聚合物胶束在应用过程无法应对复杂的人体内部环境。为进一步增强聚合物胶束的应用性能，可以将聚合物胶束设计成多重响应型体系，如 pH/还原、温度/还原、pH/还原/光、pH/温度/还原等。这种多重响应型的聚合物胶束能提高药物释放的可控性以及药物释放的程序性，从而更好地实现聚合物胶束的靶向释药。

第二节 常用载体材料

制备聚合物胶束的高分子材料主要是天然的高分子材料，如天然多糖衍生物、聚氨基酸衍生物等，还有一些人工合成的高分子材料也可以作为聚合物胶束的载体材料，如聚丙交酯衍生物、聚己内酯衍生物等。

一、壳聚糖

壳聚糖（Chitosan）是一种线性高分子材料，通过甲壳素脱乙酰基合成，一般脱乙酰基程度在 50%以上，结构如图 6－3 所示，且壳聚糖是目前唯一的天然存在的阳离子碱性聚多糖。

壳聚糖的结构单元中有羟基、氨基活性基团。利用活泼的羟基和氨基对壳聚糖进行改性能很好地改善其理化性质，如在氨基上引入烷基链、酰基、羧甲基、琥珀酰基、季氨基团、

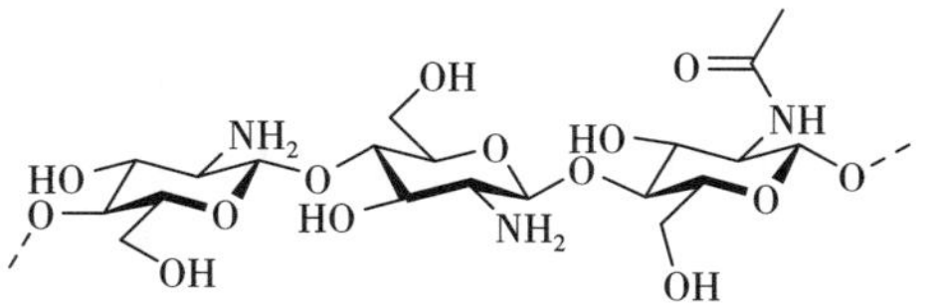

图 6－3 壳聚糖结构

聚乙二醇等疏水基团和亲水基团，在羟基上引入磺酸基、羧甲基、羟乙基等亲水基团。通常情况下，改性之后的壳聚糖自身形成氢键的能力会降低，在水中的溶解度会增加，在有机溶剂中的溶解性也会改善，有利于其形成聚合物胶束。例如，将羧甲基和辛醛引入到壳聚糖上合成的N-辛酸-O，N-羧甲基壳聚糖能通过透析法制备出稳定的聚合物胶束，且对紫杉醇的载药量达到34.4%。将胆甾醇琥珀酰基和羧甲基引入壳聚糖上也能够得到两亲性壳聚糖，并在水溶液中能形成均一分散的胶束，且对紫杉醇的载药量达到34.9%。壳聚糖上氨基与硬脂酸的羧基反应制得的低聚硬脂酸壳聚糖共聚物也能在水溶液中自组装形成胶束。

二、葡聚糖

葡萄糖（Dextran）又称左旋糖酐，是以葡萄糖为单糖组成的天然多糖，结构如图6-4所示。葡聚糖是一种生物可降解的电中性天然多糖，作为血浆体积的扩充剂在临床被广泛使用。

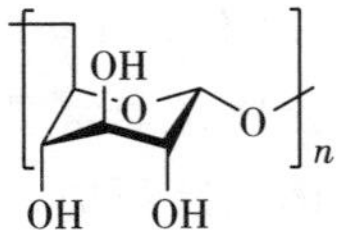

图6-4　葡聚糖结构

葡聚糖分子结构上含有大量可反应的羟基官能团，易于改性。目前已有多种两亲性葡聚糖衍生物被合成，被应用于药物递送。例如，将疏水性胆固醇接枝到亲水性葡聚糖缩醛结构上得到的两亲性聚合物可在水溶液中自组装成胶束。葡聚糖接枝聚乳酸共聚物也能自组装成粒径为50～190nm的胶束，且随着接枝聚乳酸的含量增大粒径也会增大。此外，还有研究者将聚己内酯和聚乙二醇接枝到葡聚糖结构上制备了不同接枝率的两亲性共聚物。该共聚物也能形成稳定核壳结构的胶束，聚己内酯形成疏水性中心核，聚乙二醇形成亲水性外壳，葡聚糖由于接枝了聚己内酯，亲水性降低，在疏水核和亲水外壳部分都有。

三、纤维素

纤维素（Cellulose）是由β-1，4糖苷键连接基本结构单元D-吡喃葡萄糖组成的一种线形化合物，结构如图6-5所示。纤维素是自然界含量非常丰富的一种天然多糖，其衍生物种类更是多种多样，已广泛应用于生物医学领域。

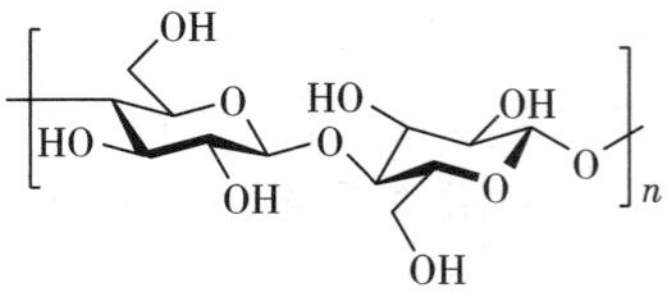

图6-5　纤维素结构

纤维素分子主链中的每个葡萄糖结构单元上都有三个羟基，这为纤维素提供了一个反应平台，用于引入不同性能的官能团。常引入的官能团有硫酸盐、羧基、醛基、磷酸盐、氨基和硫醇基等。改性之后的纤维素具有多种性质，有些改性的纤维素更是能自组装形成聚合物胶束，用于药物递送。例如，乙基纤维素接枝聚苯乙烯的共聚物由于乙基纤维素易溶于丙酮，聚苯乙烯不溶于丙酮，在丙酮中能形成以聚苯乙烯为核心，乙基纤维素为表层的聚合物胶束。羟乙基纤维素接枝聚 N -异丙基丙烯酰胺的共聚物在水中也能自组装形成聚合物胶束。这是因为聚 N -异丙基丙烯酰胺在水中的溶解度随温度的升高而降低，当达到临界胶束浓度时，则形成具有核壳结构的聚合物胶束。

四、透明质酸

透明质酸（Hyaluronic）又称玻尿酸，是一种酸性的黏多糖，分布于人体各个部位。透明质酸分子是由 D -葡萄糖醛酸和 N -乙酰葡糖胺组成的高级多糖，结构如图 6 - 6 所示。

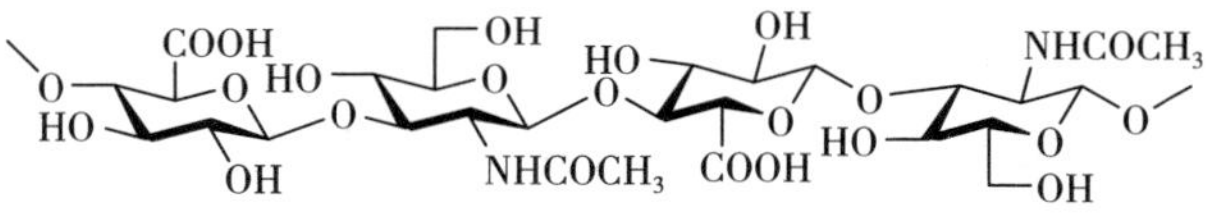

图 6 - 6　透明质酸结构

透明质酸结构中也含有多种活泼基团，如羧基、羟基等。这些活泼基团易于透明质酸改性。通常情况下，改性后的透明质酸具有更为优良的性能，如机械性能、流变性能以及抗酶解能力等。此外，在透明质酸主链上接枝疏水嵌段后，其能自组装形成聚合物胶束，用于药物递送，例如，将聚乳酸羟基乙酸接枝到透明质酸上获得两亲性聚合物透明质酸-聚乳酸羟基乙酸在水溶液中能自组装形成粒径为 151nm 的聚合物胶束。基于肿瘤特性设计的透明质酸-树枝状聚甘油-紫杉醇前药聚合物在水中也能自组装形成聚合物前药胶束，且其载药量高达 20.3%。

五、聚氨基酸

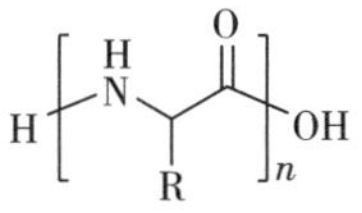

图 6 - 7　聚氨基酸基本结构

聚氨基酸是由一种或几种氨基酸以酰胺键键连而成的聚合物，结构如图 6 - 7 所示。聚氨基酸本身具有很好的生物相容性。此外，由于聚氨基酸是由氨基酸组成，其还具有多个活性基团，正是这些活性基团使得聚氨基酸易于改性，获得多种特殊功能。目前，聚氨基酸研究比较深入的有聚谷氨酸、聚天冬氨酸、聚-L -赖氨酸等。

聚氨基酸具有优良的生物相容性和生物可降解性，在体内能被相关酶降解成氨基酸，可被机体吸收、代谢、排泄。因此，聚氨基酸在药物递送领域也得到了关注，部分聚氨基酸被改性为两亲性共聚物，用以形成聚合物胶束递送药物。例如，聚乙二醇-聚天冬氨酸-阿霉素、聚乙二醇-聚（4-苯基-1-丁酸酯）-L-天冬氨酸、聚乙二醇-聚谷氨酸苯酯等被用于制成胶束制剂，部分已经进入临床研究阶段。

六、聚酯

聚酯是一类具有优良的生物相容性的高分子材料，其主要是脂肪族结构单元通过酯键连接而成的，是制备聚合物胶束常用的高分子材料。由于酯键在体内已被水解，故聚酯还具有良好的生物可降解性能，因此，在生物医学方面被广泛关注，也是生物可降解领域研究的热点。聚丙交酯、聚己内酯以及聚碳酸酯都是常见的聚酯，研究也较为深入，且在聚合物胶束构建方面，显示出诸多优势，被众多科研工作者追捧。

第三节　聚合物胶束的制备方法

近年来，聚合物胶束被广泛研究，研究人员对聚合物胶束的制备方法也进行了大量研究。目前，聚合物胶束的制备方法主要包括透析法、直接溶解法、溶剂挥发法、静电作用法和化学结合法等，其中透析法、直接溶解法、溶剂挥发法和络合法又称为物理方法。在制备聚合物胶束时，选择制备方法主要根据聚合物在水中的溶解能力，如果聚合物水溶性好，则采用直接溶解法，当聚合物在水中溶解性能不佳时一般采用溶剂挥发法或透析法。

一、透析法

透析法是水不溶的聚合物制备聚合物胶束常用的方法。透析法的一般过程如下：

首先选择有机溶剂，该有机溶剂能溶解聚合物和药物，且要与水互溶。一般使用N，N-二甲基甲酰胺、二甲基亚砜、四氢呋喃、乙醇等。然后，将溶解聚合物和药物的有机溶液装入截留分子量适宜的透析袋中，用大量去离子水或磷酸盐缓冲液透析出去有机溶剂，制成聚合物胶束。透析法制备的聚合物胶束粒径、电位、载药量与聚合物与药物的相容性、有机溶剂种类以及聚合物溶于有机溶剂的浓度等有关。与直接溶解法相比，该方法更简单，制备的聚合物胶束均一性更好，重现性也更好。

二、直接溶解法

当聚合物中的亲水嵌段占的比例较高时，可以使用直接溶解法。

在一定温度下，将聚合物溶解于水或水溶液中（磷酸盐缓冲液、醋酸盐缓冲液、硝酸盐水溶液等），当聚合物浓度高于其 CMC 值时，聚合物分子会自组装形成胶束。必要的时候可以加热溶解聚合物。直接溶解法的制备过程是非常简单的，但这种方法装载药物的效果较差，载药量一般较低，主要是因为胶束装载的药物都是疏水性药物，在水或水溶液中溶解度较低。因此，对于水不溶的一些药物很难用该方法进行装载。

三、乳化-溶剂挥发法

溶剂挥发法是将聚合物材料溶于一种与水不相溶的易挥发有机溶剂，如二氯甲烷、氯仿等，再在一定温度下搅拌加入水相中或水相加入有机溶剂中，形成乳液，敞口搅拌下挥发除去有机溶剂或通过旋转蒸发仪等方法除去有机溶剂，获得聚合物胶束。使用溶剂挥发法时，一般会在水相中加入一定量的稳定剂或乳化剂，如聚乙烯醇等，这样制备的聚合物胶束会更加稳定。因此，溶剂挥发法又称为乳化溶剂挥发法。此外，在该方法中，除了使用搅拌方式外，还可以使用超声的方式避免聚合物自组装过程中形成的胶束聚集。

四、自组装溶剂挥发法

自组装溶剂挥发法类似于透析法，将聚合物材料溶于与水互溶的有机溶剂中，如二甲基亚砜、N，N-二甲基甲酰胺等，然后在搅拌或超声条件下将溶有聚合物的有机溶剂缓慢加入水相中形成胶束后，挥发或透析除去有机溶剂即可。选择此方法时使用的有机溶剂种类和配制的聚合物浓度对胶束的形成都有很大的影响。此外，在该方法中，也可将水相缓慢加入有机溶剂中制备聚合物胶束。

五、溶剂蒸发-固体熔融分散法

溶剂蒸发-固体熔融分散法是指将聚合物材料溶于沸点较低的有机溶剂中，如乙醚、二氯甲烷、氯仿、四氢呋喃等，然后通过减压蒸发法将有机溶剂除去，使聚合物在容器底部形成透明胶状基质，在一定温度下使基质熔化，加入水或其他缓冲液，即得到聚合物胶束。

六、络合法

络合法也是聚合物胶束的一种制备方法，是指利用聚合物材料与金属离子之间的金属配位键介导聚合物胶束形成的一种方法。该方法主要应用于负载顺铂、卡铂等金属类抗肿瘤药物聚合物胶束的制备。

七、静电作用法

静电作用法是聚合物胶束的一种特殊的制备方法，主要针对一些带有离子嵌段的聚合物制备胶束，如含有羧基的聚天冬氨酸、具有氨基的聚赖氨酸等。一般聚合物中的离子嵌段会与带相反电荷的药物分子通过静电作用相互吸引而将药物包封于胶束的疏水区域，这样形成聚合物胶束的方法称为静电作用法，形成的聚合物胶束称为聚离子胶束。静电作用法过程简单，制备的聚合物胶束稳定性好，其对于核酸或蛋白类药物的递送有显著的优势，具有重要意义。例如，两亲性聚合物（N－甲基二亚乙基胺葵二酸酯）－co－［（胆甾醇氧基羰基酰氨基乙基）甲基双（亚乙基）溴化铵］葵二酸酯带正电荷，其通过静电作用法形成的聚合物胶束可以递送 DNA。

八、化学结合法

上述几种方法主要是通过疏水作用或者静电作用将药物包载于聚合物胶束疏水区域，属于物理性包载。化学结合法是聚合物疏水嵌段上的可修饰官能团与药物分子通过共价键连接，这种方法有效提高了药物的载药量，并能有效地控制药物的释放速率。例如，聚乙二醇-聚天冬氨酸聚合物结构上的羧基与阿霉素分子中的氨基以酯键结合，形成的聚合物前药不仅提高了阿霉素的载药量，还有效避免了药物的快速外排，提高了阿霉素的生物利用度。

第四节　聚合物胶束的质量评价

聚合物胶束的质量评价主要包括包封率和载药量、释放量、形态、粒径大小、粒径分布、稳定性等。

一、聚合物胶束的包封率与载药量

聚合物胶束的包封率和载药量是其非常重要的一个性能，决定其能否有效递送药物的关键。药物包封率系指聚合物胶束装载的药物量与体系总药量的百分比。测定药物包封率时需除去游离药物，然后计算药物包封率，用下式表示：

$$DEE=\frac{W_e}{W_t}\times 100\% \qquad (6-1)$$

式中，DEE 为药物包封率，W_e 为包封于聚合物胶束内的药量，W_t 为加入药物总量。药物包封率是聚合物胶束制备过程中非常重要的参数。

载药量是指装载于聚合物胶束内的药物重量的百分率，可用下式表示：

$$LE\ (\%)=\frac{W_e}{W_m}\times 100\% \qquad (6-2)$$

式中，LE 为载药量，W_e 为包封于聚合物胶束内的药量，W_m 为载药聚合物胶束的总重量。

二、释放量

聚合物胶束的释放性能也是药物递送体系的重要性能，决定其能否产生治疗作用的关键。释放量是指药物在规定条件下从聚合物胶束中释放出来的量，一般用累积释放量表示。聚合物胶束还存在突释效应，这说明其释放性能较差。一般在开始 0.5 小时内的释放量低于 40%说明该聚合物胶束不存在突释效应。

三、形态、粒径及其分布

聚合物胶束的粒径分布和大小直接影响其在机体组织内的分布和代谢，进而影响其治疗效果。聚合物胶束形态与粒径的观察主要有扫描电子显微镜（TEM）、透射电子显微镜（SEM）、原子力显微镜（AFM）以及扫描隧道显微镜（STM）等。聚合物胶束一般为球形或类球形形态，且不聚集。聚合物胶束一般是分散在水环境中，存在水合粒径。聚合物胶束的水合粒径通常采用动态光散射法测定。

四、表面电性

聚合物胶束表面电性对其稳定性、靶器官分布及靶细胞的作用均有影响，一般用 Zeta 电势表示聚合物胶束表面电性情况。测定聚合物胶束表面电性的方法很多，如电泳法、流动电位法、电渗法以及动态光散射法等，其中动态光散射法可较为方便地测定聚合物胶束的表面电性。

五、杂质残留量

聚合物胶束是通过注射给药的，因而对聚合物胶束的杂质残留要求较高。聚合物胶束制备过程中产生的杂质主要包括有机溶剂，聚合物单体、聚合物合成中的催化剂以及游离的药物等。对于有机溶剂，其残留量应符合《中华人民共和国药典》的规定。

案 例

多西他赛（Docetaxel）是一类较广谱的抗肿瘤药物，主要通过加强微管蛋白聚合作用和抑制微管解聚作用，促进形成稳定的非功能性微管束，从而破坏肿瘤细胞的有丝分裂。现有多西他赛制剂产品多使用吐温 80 和乙醇增溶，有很强的致敏反应和体液潴留等毒副作用，限制了其临床应用。利用聚合物胶束这种递药系统能很好解决多西他赛的水溶性差等不足。目前，我国在利用胶束递送多西他赛方面也取得了显著的成果，例如广东泰恩康医药股份有限公司和广东众生药业股份有限公司两家国内企业均自主研发了注射用多西他赛聚合物胶束，且已获得临床批件。

思考题

1. 聚合物胶束可以用于递送哪些物质？
2. 聚合物胶束有哪些作用？

参考文献

［1］章莉娟，林文静，郭新东，等 . pH 响应聚合物胶束递送体系设计和构效关系［M］. 北京：科学出版社，2018.

［2］潘卫三 . 药剂学［M］. 北京：化学工业出版社，2017.

［3］方亮 . 药剂学：第 8 版［M］. 北京：人民卫生出版社，2016.

［4］Bholakant R，Dong B，Zhou X，et al. Multi-functional polymeric micelles for chemotherapy-based combined cancer therapy［J］. Journal of Materials Chemistry B，2021，9（42）：8718－8738.

［5］Gao L，Dong B，Zhang J，et al. Functional biodegradable nitric oxide donor-containing polycarbonate-based micelles for reduction-triggered drug release and overcoming multidrug resistance［J］. ACS Macro Letters，2019，8（12）：1552－1558.

［6］Chen W，Meng F，Cheng R，et al. Facile construction of dual-bioresponsive biodegradable micelles with superior extracellular stability and activated intracellular drug release［J］. Journal of controlled release，2015，210：125－133.

［7］Qiu X，Qu Y，Guo B，et al. Micellar paclitaxel boosts ICD and chemo-immunotherapy of metastatic triple negative breast cancer［J］. Journal of Controlled Release，2022，341：498－510.

第七章　脂质体制备技术

第一节　概　述

一、定义

脂质体（Liposomes）是指将药物包封于类脂质双分子层内而形成的微小囊泡，由于结构上类似生物膜，故脂质体又被称为“人工生物膜”。脂质体的粒径大小可以从几十纳米到几十微米，双分子层的厚度约 4nm。

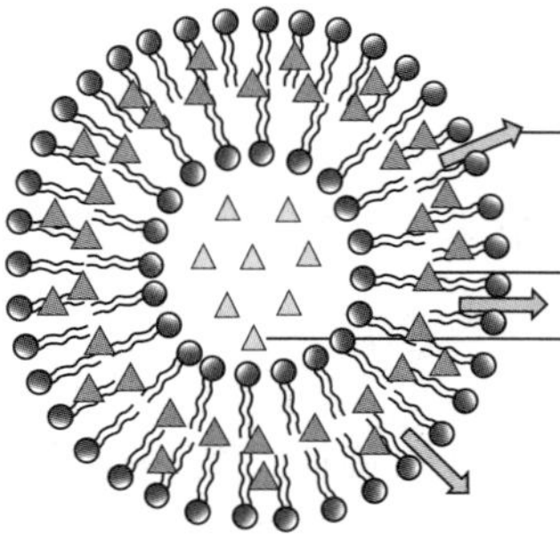

图 7-1　脂质体的结构示意图

20 世纪 60 年代初，英国学者 Bangham 和 Standish 最早发现脂质体。自 20 世纪 70 年代初期 Gregoriadis 首先提出用脂质体作为 β-半乳糖苷酶载体治疗糖原累积疾病后，人们开始将脂质体作为药物载体。第一个上市的脂质体注射型药物输送系统是两性霉素 B 制剂（AmBisome®）。两性霉素 B 脂质复合物（Abelcet®）于 1995 年在欧洲上市，并于当年第一个在美国得到批准上市。世界上第一个抗癌药物脂质体——多柔比星脂质体（Doxil®）于 1995 年获得美国 FDA 批准，随后在欧洲获得批准。1996 年，另一个抗癌药物柔红霉素脂质体（DaunoXome®）在美国上市。其他上市的脂质体产品还有阿糖胞苷脂质体（DepoCyt）、制霉菌素脂质体（Nyotoran）、甲肝疫苗脂质体

(Epaxal) 以及紫杉醇脂质体 (Taxol) 等。其他药物诸如阿米卡星、紫杉酚、胰岛素等的脂质体剂型也已经进入临床试验阶段。此外，放射菌素 D、丝裂霉素、甲氨蝶呤、博来霉素、顺铂以及长春新碱等都已经有用脂质体包裹的研究报道。近年来一些专门从事脂质体开发的公司相继成立，用脂质体包裹的抗癌、抗菌和抗感染药物、新疫苗以及其他各种药品以及化妆品也开始上市（表 7-1)。随着脂质体制备和研究技术的不断提高，脂质体药物制剂的研究与开发已经成为当前一个十分活跃的领域。

表 7-1 目前已经批准上市的部分脂质体产品

商品名	生产商	通用名	适应证
Epaxal	Berna Biotech	疫苗	甲型肝炎
AmBisome	Fujisawa Healthcare	两性霉素 B	抗真菌剂
Abelcet	Wyeth Pharmaceuticals	两性霉素 B	抗真菌剂
DaunoXome	Gilead Sciences，Inc.	柔红霉素	Kaposi's 肉瘤
Doxil	Ortho Biotech Products LP	多柔比星	Kaposi's 肉瘤
Myocet	Sopherion	多柔比星	转移性乳腺癌
Visudyne	NovartisOpthalmics	维替泊芬	与年龄相关的黄斑退行性改变

二、特点

脂质体可以包封水溶性以及脂溶性两种类型的药物，脂质体包裹药物后称为载药脂质体，它具有以下主要特点：

（一）靶向性

这是脂质体作为药物载体最突出的特征。载药脂质体进入体内可以被巨噬细胞当作外界异物而吞噬，进而产生靶向性。脂质体以静脉给药时，主要被富含网状内皮系统巨噬细胞的肝、脾所摄取，可以用于治疗肝脏肿瘤以及防治肝脏寄生虫病、利什曼病等网状内皮系统疾病。诸如抗肝脏利士曼原虫药物锑剂被脂质体包裹后，药物在肝脏中的浓度可以提高 200～700 倍。

（二）缓释性

许多药物在体内由于被迅速代谢或者排泄而使其体内作用时间短，将药物包封于脂质体中，可以减少肾脏排泄以及肝脏代谢从而延长药物在血液中的滞留时间，同时脂质体的类脂质双分子层可以使某些药物在体内缓慢释放，从而延长药物作用时间。如按照 6mg/kg 的剂量分别静脉注射阿霉素原型药物和阿霉素脂质体，两者的体内过程均符合三室模型，两者消除半衰期分别为 17.3h 和 69.3h，表明脂质体的缓释性能良好。

(三) 降低药物毒性

药物被脂质体包封后，在肝、脾以及骨髓等网状内皮细胞较为丰富的器官中集中，而使药物在心、肾中的累积量比原型药物明显降低，从而加速药物的代谢，降低药物的毒副反应。诸如两性霉素 B，它对多数哺乳动物的毒性较大，制成脂质体给药后可以使其毒性大大降低而不影响其抗真菌活性。

(四) 增加细胞亲和性以及组织相容性

脂质体结构类似生物膜，对正常细胞和组织无损害和抑制作用，有细胞亲和性和组织相容性，并可以长时间吸附于靶细胞周围，使药物能透过靶细胞和靶组织，脂质体也可以通过融合进入细胞内，经溶酶体消化释放药物。如将抗结核药物包封于脂质体中，可以将药物载入细胞内杀死结核菌，提高疗效。

(五) 保护被包封的药物

不稳定的药物被脂质体包封后受到脂质体双层膜的保护，可以提高稳定性。如青霉素 G 或者 V 的钾盐是酸不稳定的抗生素，口服容易被胃酸破坏，制成药物脂质体可以防止其在胃中被破坏，从而提高其口服的吸收效果。

三、脂质体的组成和结构

脂质体由磷脂和胆固醇等组成，磷脂与胆固醇都是两亲性物质，其结构中含有亲水集团和疏水基团。用它们做脂质体的膜材时，常常先将两者溶于有机溶剂，然后蒸发除去有机溶剂，在器壁上形成均匀的薄膜。此膜是由磷脂和胆固醇混合分子相互间隔定向排列的双分子层组成，其中磷脂分子的亲水基团呈现弯曲的弧形，形如手杖，与胆固醇分子的亲水基团结合。在亲水基团的两侧接有两个亲油基团，形如“U 型结构”，两组 U 型结构的疏水链相对，形成双分子层结构的薄膜。薄膜形成后，加入磷酸盐缓冲液振荡或者搅拌使磷脂膜水化，形成封闭双分子层结构的脂质体。在电镜下脂质体常见的是球形或者类球形。

四、脂质体的分类

(一) 按脂质体的结构和粒径分类

凡由一层类脂质双分子层构成者，称为单室脂质体，它又分为大单室脂质体（Large unilamellar vesicles，LUVs，粒径在 0.1～1μm）和小单室脂质体（Single unilamellar vesicles，SUVs，粒径在 0.02～0.08μm，亦称为纳米脂质体 nanoliposomes）。由多层类脂质双分子层构成的称为多室脂质体（Multila-mellar vesicles，MLVs），粒径在 1～5μm。单室脂质体中水溶性药物的溶液只被一层类脂质双分子层所包封，脂溶性药物则分散于双分子层中。

多室脂质体中双分子层被含水溶性药物的水膜隔开，形成不均匀的聚合体，脂溶性药物则分散于几层双分子层中。两种脂质体的结构示意图如图 7－2。

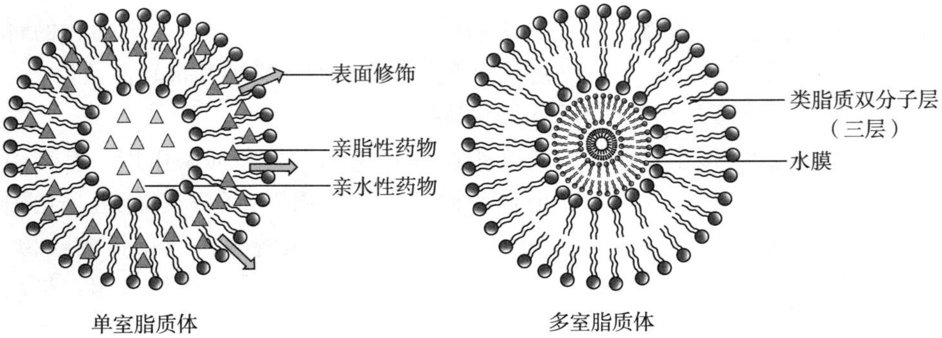

图 7－2　单室和多室脂质体结构示意图

（二）按脂质体性能分类

按脂质体性能分类可以分为一般脂质体和特殊性能脂质体。

1. 一般脂质体

包括上述单室脂质体和多室脂质体。

2. 特殊性能脂质体

包括：①热敏脂质体，为具有稍高于体温的相变温度的脂质体，其药物的释放对热具有敏感性；②pH 敏感脂质体，指对 pH（特别是低 pH）敏感的脂质体；③多糖被覆脂质体，为结合了天然或者人工合成的糖脂的脂质体；④免疫脂质体，类脂膜表面被抗体修饰的具有免疫活性的脂质体。另外还有超声波敏感脂质体、光敏脂质体和磁性脂质体等。

（三）按脂质体荷电性分类

可以分为：中性脂质体、负电荷脂质体、正电荷脂质体。

五、脂质体的理化性质

（一）相变温度

脂质体的物理性质与介质温度有密切关系。当温度升高时，脂质体双分子层中酰基侧链可以从有序排列变为无序排列，从而引起一系列变化，如由“胶晶”态变为“液晶”态，膜的厚度减少、流动性增加等，转变时的温度称为相变温度（Phase transition temperature），相变温度的高低取决于磷脂的种类。当达到相变温度时，由于膜的流动性增加，被包裹在脂质体内的药物释放速率变大，因而会直接影响脂质体的稳定性。

（二）电性

改变膜质体脂质材料种类，可以使脂质体表面电荷改变。如含磷脂酸

(Phosphatidic acid，PA）和磷脂酰丝氨酸（Phosphatidylserine，PS）等的酸性脂质的脂质体荷负电，含碱基（氨基）脂质如十八胺等的脂质体荷正电，不含离子的脂质体显电中性。脂质体表面的电性对其包封率、稳定性、靶器官分布及对靶细胞的作用均有影响。

（三）粒径和粒度分布

脂质体粒径大小和分布均匀程度与其包封率和稳定性有关，直接影响脂质体在机体组织的行为和处置。

六、脂质体的作用机制

脂质体的结构与细胞膜相似，具有高度的组织相容性，能显著增加细胞的摄取。脂质体在体内与细胞的主要作用机制包括吸附、脂交换、内吞以及融合等。吸附是脂质体作用的开始，在适当条件下，脂质体通过静电、疏水等作用非特异性吸附到细胞表面，或者通过脂质体上面的配体与细胞表面上的受体结合而特异性吸附到细胞表面。吸附使细胞周围药物浓度增高，药物可以慢慢渗透到细胞内；脂交换是脂质体的脂质与细胞膜上脂质发生交换；内吞是脂质体的主要作用机制，脂质体易被网状内皮系统细胞特别是巨噬细胞作为外来异物所吞噬进入溶酶体，特异性地将药物集中释放于细胞内，也可以使不能通过细胞膜的药物达到细胞内部；融合是脂质体的膜插入细胞膜的脂质层中而释放出药物到细胞内。

第二节 脂质体膜材料

制备脂质体的膜材料主要为类脂成分，有磷脂和胆固醇等。类脂中磷脂是最常用于制备脂质体的膜材料。

一、磷脂

（一）磷脂的分子结构

磷脂为两亲性物质，在其分子结构中含有一个磷酸基团和一个季铵盐的碱基均为亲水性基团，分子中还含有两个较长的烃链为亲油性基团，其结构如图 7-3 所示，结构简式如图 7-4 所示。磷脂结构简式中 R 可为 C_{12}～C_{18}的烃链，X 可为一个含羟基的含氮化合物，如乙醇胺、胆碱、氨基醇、羟氨基酸等。由于亲水基和疏水基的存在，磷脂分散于水中会自发地排列成双分子层或球状的胶团形式。这种双分子层排列是天然生物膜的基本结构。

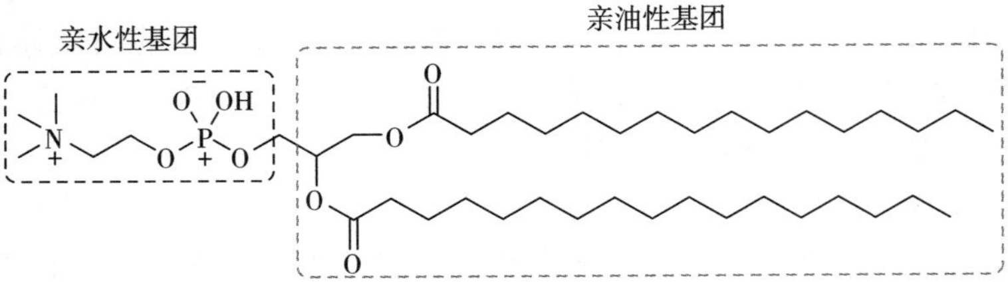

图 7-3　磷脂结构

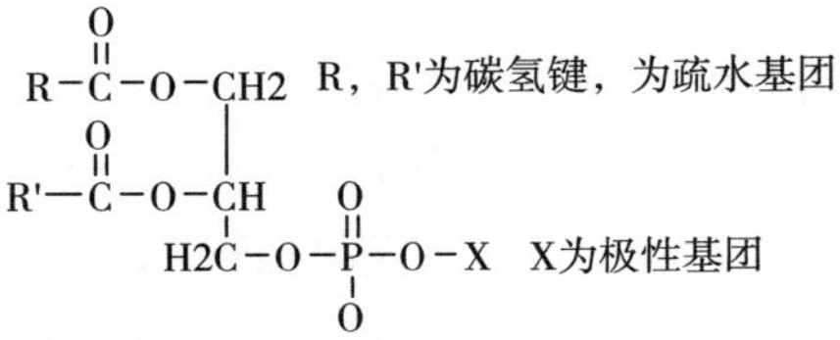

图 7-4　磷脂结构简式

（二）磷脂的理化性质

大部分纯的磷脂都具有较高的熔点，如二酰基磷脂酰乙醇胺的熔点约为200℃，二酰基卵磷脂的熔点约为230℃。而具有相同烃链的脂肪酸的熔点一般较低，如硬脂酸的熔点是69.7℃，而其钠盐的熔点大约是300℃。磷脂熔点接近硬脂酸钠的熔点值，由此可见磷脂的高熔点性质与磷脂结合的烃链的长度无关，而是与磷脂结构中基团之间的离子键有关。

由于脂肪链的存在磷脂在没有氧化剂的情况下也会发生氧化反应。含有双键的磷脂最容易氧化，不饱和度越高，越容易氧化。如果在氧气存在下，其可进一步被氧化成醛类，链断裂。天然磷脂多含有不饱和双键，氧化时非共轭双键会重排成共轭双键。

（三）常见磷脂类型

1. 中性磷脂

磷脂酰胆碱（Phosphatidylcholine，PC）是最常见的中性磷脂，能从自然界直接获得也能通过人工合成的途径获得，天然来源的磷脂酰胆碱主要从蛋黄和大豆中提取。相较于其他磷脂，磷脂酰胆碱具有价格低廉、中性电荷、化学性质不活泼等性质。磷脂酰胆碱是生物膜的主要磷脂成分，也是脂质体的主要组成部分。天然来源的磷脂酰胆碱是一种混合物，他们具有不同长度和饱和度的脂肪链。人工合成的磷脂酰胆碱有二硬脂酰胆碱（Distearoyl phosphatidyl choline，ISPG）、二棕榈酰胆碱（Dipalmitoyl phosphatidyl choline，DPP）、磷脂酰乙醇胺（Phosphatidylethanolamine，PE）、二肉豆蔻酰磷脂酰胆碱（Dimyristoyl phosphatidyl choline，DMPC）。除此之外，其他中性磷脂还有鞘磷脂（Sphingomyelin，SM）等。

2. 负电荷磷脂

负电荷磷脂又称为酸性磷脂，常见的负电荷磷脂有磷脂酰甘油（Phosphatidyl glycerol，PC）、磷脂酸（Phosphatidic acid，PA）、磷脂酰丝氨酸（Phosphatidyl serine，PS）、磷脂酰肌醇（Phosphatidylinosital，PI）等。在负电荷磷脂中，有三种作用力共同调节双分子层亲水基团的相互作用，这三种力分别是氢键、空间屏障位阻和静电荷。

由负电荷磷脂组成的膜能与阳离子的结合非常强烈，尤其是二价离子如钙和镁。这种结合能升高膜的相变温度，主要是因为结合降低了头部基团的静电荷，使双分子层的排列更加紧密。在适当的环境温度下，加入阳离子也能引起相变。

二、正电荷脂质

制备脂质体所用的正电荷脂质均为人工合成的。常用的正电荷脂质有：①硬脂配度（stearamiidla）；②油酰基脂肪胺衍生物，如 N－[1－（2，3－二油酰基）丙基]－N，N，N－三甲基氯化铵（N－[1－（2，3－dioleyloxy）propyl] -N，N，N-trimethylammonium chloride，DOTMA）、N－[1－（2，3－二油酰氧基）丙基]－N－（2－（精氨酸基酰胺）乙基）－N，N－二甲基三氟乙酸铵（N－[1－（2，3－dioleyloxy）propyl] -N－（2－（sperminecarboxamido）ethyl）－N，N-dimethylammonium trifluoroacetate，DOSPA）；③胆固醇衍生物 3β－[N－（N′，N′－二甲基胺乙烷）－胺基甲酰基] 胆固醇盐酸（3β－[N－（N′，N′－dimethylaminoethane）-carbamoy－l] cholesterolhydrochloride，DC-CHOL）等。正电荷脂质常用于制备基因转染脂质体。

三、胆固醇

胆固醇是生物膜的重要附加剂，其也是两亲性分子，结构上亦有亲水和亲油两种基团，但是亲油性大于亲水性，结构如图 7－5 所示。由于胆固醇本身相聚合的能量较大，故常难以和蛋白质结合，而主要与磷脂相结合，阻止磷脂凝集成晶体结构。胆固醇倾向于减弱膜中类脂与蛋白质复合体之间的结合，如同“缓冲剂”一样起着调节膜结构“流动性”的作用。胆固醇本身不形成质双分子层结构，但它能以高浓度方式掺入磷脂膜中，调节脂质体的流动性、通透性、载药包封率。胆固醇作为两亲性分子，能掺入磷脂膜，羟基基团朝

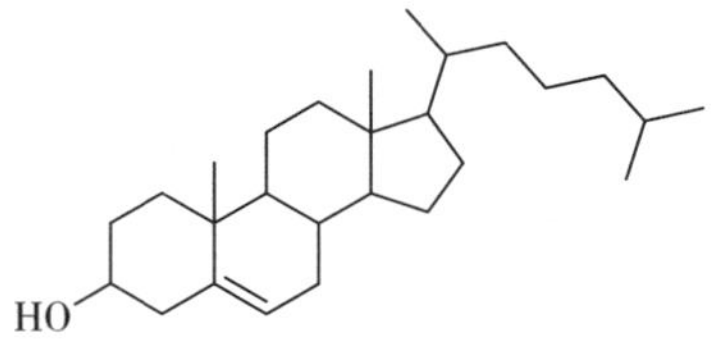

图 7－5　胆固醇结构

向亲水面，脂肪族的链朝向并平行于磷脂双分子层中心的烃链。当胆固醇在磷脂双分子层膜中所占的摩尔比约为50%时，胆固醇可以改变膜的流动性。

第三节　脂质体的制备方法

自20世纪60年代中期Bangham革命性地发现磷脂在水相中自发形成闭合的囊泡状结构，脂质体作为人工生物膜和活性物质载体得到了广泛的研究和应用。

几十年来，研究人员对脂质体的制备方法进行了大量的研究。目前，脂质体的制备方法较多，但是所有制备脂质体的方法涉及3～4个基本阶段：

（1）有机溶剂的干燥。磷脂、胆固醇等脂质与所要包裹的脂溶性物质溶于有机溶剂形成脂质溶液，过滤去除少量不溶性成分或超滤降低致热原，然后在一定条件下去除溶解脂质的有机溶剂使脂质干燥形成脂质薄膜。

（2）脂质在水介质中的分散。使脂质分散在含有需要包裹的水溶性物质的水溶液中形成脂质体。

（3）纯化形成的脂质体。

（4）对脂质体终产品进行质量分析。

一、脂质体的制备方法

传统的脂质体制备方法包括薄膜分散法、超声分散法、逆相蒸发法、溶剂注入法和冻融法等，按照载药方式将其分为被动载药法和主动载药法。

（一）被动载药法

1. 薄膜分散法（Thin-film hydration）

薄膜分散法最早由Bamgham报道，这是最早而至今仍常用的方法。系将磷脂和胆固醇等类脂及脂溶性膜材溶于适量的氯仿或其他有机溶剂，脂溶性药物可加在有机溶剂中，然后将溶液置于大的圆底烧瓶中，随后在减压旋转下除去溶剂，使脂质在器壁形成薄膜。加入含有水溶性药物的缓冲液，进行振摇，使脂质膜水化脱落。则可形成大多层脂质体，其粒径范围约1～5μm。然后可用各种机械方法分散薄膜形成类脂膜，即形成脂质体（Multilamellar vesicles，MLVs）。

由于通过水化制备的MLVs太大而且粒径不均匀，为了修饰脂质体的大小和它的特性，尤其是将MLVs转变成大单室脂质体（Large unilamellar vesicles，LUVs）或小单室脂质体（Small unilamellar vesicles，SUVs），设计了许多可以使粒径能够匀化的技术，主要有薄膜超声法、过膜挤压法、

French 挤压法。

（1）超声分散法（Sonication）

薄膜分散法制备的样品经超声波处理，分离得到脂质体。超声法包括探头型超声、水浴型超声两种。

探头型超声是指超声探头直接浸入脂质体中进行超声分散，可以释放相当强的能量而导致局部产热，因此被超声的溶液的容器需要浸没于冰水浴中。此法处理时间较短（一般为几分钟），如超声处理 1h，超过 5%的脂质发生去脂化。同时，随着超声，探头中的钛会脱落而污染脂质体。

水浴型超声与探头型超声相比，该方法更容易控制脂质溶液的温度。超声材料可以在无菌容器中或者在惰性气体条件下得到保护。然而水浴型超声比较费时，且均匀性有待提高。

（2）过膜挤压法（Membrane extrusion）

过膜挤压法系使脂质体挤压通过固定孔径的滤膜，脂质体的粒径变小和均匀的方法，也称薄膜-挤压法。

将磷脂等脂质材料溶于适量的氯仿或其他有机溶剂，脂溶性药物可加在有机溶剂中，然后在减压旋转下除去溶剂，使脂质在器壁形成薄膜。加入含有水溶性药物的缓冲液，振摇，则可形成大多层脂质体，其粒径范围约 1～5μm，这一过程同薄膜分散法。然后将脂质体粗分散液依次通过不同孔径大小的聚碳酸酯膜，挤压破碎。聚碳酸酯膜有 1、0.8、0.6、0.4、0.2、0.1μm 等多种规格，聚碳酸酯膜放置于不锈钢挤压器中，通过人工挤压或气压挤压，一般按照由大至小的顺序，将大粒径脂质体通过挤压器。当把薄膜法制备的大小不一的 MLVs 连续通过孔径 1.0～0.1μm 的聚碳酸酯膜后，即可得到粒径均一的小粒径的脂质体。近年来，有研究表明在适度挤压压力下，MLVs 只通过单一的聚碳酸酯膜可足够获得单分散脂质体，同时其包封率明显得到提高。

2. 溶剂注入法（Solvent-injection techniques）

注入法多采用乙醇注入法和乙醚注入法，此类方法是将类脂等脂质溶于有机溶剂中（油相），然后将油相匀速注入水相中（含水溶性药物），搅拌挥尽有机溶剂，再超声得到脂质体。

（1）乙醇注入法（Ethanol injection）

脂质乙醇混合液通过细针头快速注入大量的缓冲溶液中，SUVs 立即形成。此方法的缺点也是脂质体粒径不均匀（30～110nm）；脂质体悬浮液浓度很低；如果包封材料溶于水相，包封率极低；由于乙醇与水形成共沸物而导致难以从磷脂膜中去除；同时各种生物活性大分子在少量乙醇中的灭活概率很高。

(2) 乙醚注入法 (Ether injection)

将乙醚或乙醚甲醇脂质溶液通过细孔针头慢慢注入 55～65℃或减压的缓冲溶液中，在真空下乙醚蒸发形成单层脂质体。这个方法的主要缺点是脂质体粒径不均匀 (70～200nm)，包封物质暴露于高温有机溶剂中。如果所包封的材料在 65℃被破坏，可以用氟化氢代替乙醚。氟化氢在较低温度下易蒸发。有机溶剂对某些溶质有害，不适合将蛋白质掺入脂质体。

3. French 挤压法 (French)

超声制备脂质体的最大问题是生物材料遭受超声作用，这不仅使脂质变性，而且包裹在脂质体内的大分子和其他敏感化合物也发生变性。目前有几种方法在温和情况下使膜破碎和重建，其中之一是将经过薄膜分散法形成的大脂质体放入 French 压力室，在很高的压力下挤压。French 压力通过一个小孔挤压 MLVs 产生直径 30～80nm 单层或寡层的脂质体。该方法一般适合处理不稳定的材料。除了制备条件温和，适于作为敏感大分子载体外，其稳定性比超声脂质体更好。另外，高压挤压对于重组稳定的膜蛋白也是非常有用的方法。French 压力制备的脂质体包封物质保留时间比超声和表面活性剂去除法长。其缺点是制备温度难以控制，且制备量较小 (50mL 左右为最大)。

4. 冻融法 (Freezing thawing method)

将预先制备好的脂质体悬浊液进行反复几次冷冻-融解操作获得脂质体溶液。在冻融技术中，脂质膜是在缓冲溶液中水化，并进行反复冻结/解冻循环。在冷冻过程中，磷脂双分子层由于冰晶的形成造成物理破坏从而增加内水相体积-脂质比，从而提高包封率。且在反复冻融过程中，受磷脂空间位阻和脂质膜曲率半径的影响，粒径过大或过小的脂质体会在不断破裂融合中趋于均一，实现粒径均匀化。此法制备的脂质体的包封率最高，但是粒径大。该制备方法适于较大量的生产，尤其对不稳定的药物最适合。但冻融法的溶解过程通常要在加热条件下进行，耗时久，循环次数多，还需氮气保护以提高磷脂和药物的稳定性。

5. 复乳法 (Multiple emulsion method)

复乳法指采用水相溶剂与有机溶剂进行第一次初乳化，形成 W/O 型反胶团，再加入大量水相溶剂，进行第二次乳化，形成 W/O/W 型复乳，减压蒸发除去有机溶剂，即得脂质体。此法包封率为 20%～90%。复乳法制备的脂质体为非同心多囊结构，更适合包封水溶性药物而增加包封率，并具有缓释效果，多用于包载蛋白质和多肽。

6. 二次冻干法

将水溶性药物溶于含氨基酸结构的高分子亲水胶体，加入泊洛沙姆混匀后，形成 W/W 型胶体溶液，将其冻干后转入含有脂质材料的叔丁醇溶液中，超声处理后再次冷冻干燥即得脂质体。W/W型胶体溶液使得水溶性药物容易分散于内水相中，且冻干后保证了药物的稳定性，再次冻干后所得脂质体粒径小，载药量高且稳定性好。该方法不经过长时间的热处理过程，故尤其适用于热稳定性差或大分子药物的包被。采用本方法制备生长激素脂质体、盐酸多柔比星脂质体、盐酸拓扑替康脂质体、灵芝多糖脂质体，包封率均高于90%。

7. 逆相蒸发法（Reverse-phase evaporation vesicles，REVs）

逆相蒸发法最初由Szoka提出，首次考虑到制备具有高内水相体积-脂质比特性的脂质体，且能够包封现有的大部分水溶性物质，是脂质体制备技术的一个突破。逆相蒸发法系将磷脂等膜材溶于有机溶剂，如氯仿、乙醚等，加入待包封药物的水溶液（水溶液：有机溶剂＝1∶3～1∶6）进行短时超声，直至形成稳定的W/O型乳剂，减压蒸发有机溶剂，形成脂质体。用逆相蒸发法制备的脂质体一般为大单层脂质体。

逆相蒸发是在反胶束的基础上形成的。这种反胶束是由缓冲水相和有机相的混合物经超声形成的，其中缓冲水相含有待包封入脂质体的水溶性分子，而有机相溶有两亲性磷脂。缓慢除去有机相使反胶束转变成黏稠凝胶状。在此过程的临界点，凝胶塌陷，部分反胶束破裂。反胶束破裂而产生的过量磷脂，反过来在余下的胶束周围形成完整的双分子层，形成囊泡。REVs脂质体可由各种脂质和脂质混合物（包括胆固醇）制得，其内水相体积-脂质比手摇法制得的脂质体或多层脂质体高4倍。

（二）主动载药法

主动载药法使水溶性、两亲性化合物以分子形式跨过脂质双分子层，通过内外水相pH梯度的差异，使溶于脂质体外水相的药物自发地向内水相富集，从而达到较高的包封率。对于弱碱性药物常采用pH梯度法和硫酸铵梯度法，弱酸性药物则适用于醋酸钙梯度法。

1. pH梯度法

pH梯度法是一种主动包封法，该法使得制备高包封率脂质体成为可能，从根本上改变了难以制备高包封率脂质体的局面。但是主动包封技术的应用与药物的结构密切相关，不能推广到任意结构的药物，因而受到了限制。主动包封法也称为遥控包封装载技术，对于弱碱性的药物可采用pH梯度法、硫酸铵梯度法等，对于弱酸性的药物可采用醋酸钙梯度法等。

2. 硫酸铵梯度法

利用化学平衡移动原理设计的硫酸铵梯度法也是一种主动包封法。硫酸铵分子中的游离氨跨过脂质体膜来到外水相，留下一个质子和SO_4^{2-}在内水相从而产生pH梯度，水溶性药物与内水相质子结合成为离子，以离子形式稳定存在于脂质体内水相，防止药物泄漏。随着硫酸铵浓度的增加，内外水相

pH 梯度增加，药物往内水相聚集的倾向性增加，包封率提高，稳定性增强，还可通过载体材料和表面包被材料改善药物释放性能，达到缓释的目的，减少药物服用量，提高患者顺应性。

3. 醋酸钙梯度法

醋酸钙梯度法也是通过调整 pH 值来制备脂质体的一种主动包封法。醋酸钙分子中的游离醋酸穿过磷脂双分子层进入外水相，Ca^{2+} 在内水相，产生 pH 梯度，驱动药物向内水相聚集，多适用于弱酸性药物。例如，采用醋酸钙梯度法制备盐酸法舒地尔脂质体所得包封率最高达 80.94%。

（三）脂质体的其他制备方法

脂质体的制备方法还有很多，如钙融合法（Ca^{2+} - induced fusion），即在磷脂酰丝氨酸等带负电荷的磷脂中加入 Ca^{2+}，使之相互融合成蜗牛壳圆桶状，加入络合剂 EDTA，除去 Ca^{2+}，即产生单层脂质体。此方法的特点是形成脂质体的条件非常温和，可用于包封 DNA、RNA 和酶等生物大分子。

1. 超临界流体逆相蒸发法（Supercritical fluid reverse phase evaporation）

超临界流体逆相蒸发法是用超临界流体代替有机溶剂制备脂质体的新方法，其特点是采用超临界流体逆相蒸发法制备的脂质体包封率高、粒径小、稳定性强。脂质体制备过程简单，无有机溶剂污染。超临界抗溶剂法可以在接近临界点的条件下操作，能控制脂质体的粒径分布，溶剂选择灵活。因此，超临界流体逆相蒸发法有望应用于脂质体的大规模生产中。

2. 复乳-冻干法（Freeze drying of double emulsions）

将磷脂以及药物分散于与水互溶的有机相，与水相形成单一的溶液，加入冻干保护剂冷冻干燥即得冻干脂质体。冻干脂质体一旦遇水就自发形成的均匀分散 MLVs，然后通过挤压法降低粒径大小。该法的缺点是包封率较低。

3. 膜接触器法制备脂质体（Membrane contactor for preparation of liposomes）

Charcosset 等开发出一种改进的乙醇注入方法，将含磷脂的乙醇溶液通过超滤膜挤出到水相中获得脂质体。该法可以通过控制水相/有机相流速比而控制粒径的大小，药物包封率较高，同时还适合工业化的连续化生产。

二、脂质体的纯化方法

脂质体的纯化有两个目的：

① 除去未包封入脂质体内水相（亲水性化合物）或未插入脂质双分子层（疏水性化合物）的低分子质量物质。

② 从形成脂质体所必需的混合胶束与混合囊泡中除去表面活性剂。在后一种情形下，只除去表面活性剂单体。

（一）柱过滤

柱过滤本质上是在溶剂贮库与出口之间的单位重力或流体静压差作用下的渗滤。Sephadex G－50 或 G－100 最为常用，但也可用 Sepharose 2B－6B 或 Sephacryl S200－S1000。脂质体不进入柱填料颗粒的孔内，而是渗漉通过颗粒间的空隙。流速缓慢且样品体积适当时，脂质体与小分子物质（包括表面活性剂单体）的分离效果很好。脂质体从空容积中洗脱出来。如果首次使用以恰当缓冲液溶胀并具有一定程度交联的多糖颗粒填充柱，必须进行预处理。当以头基标记 14C 的卵磷脂制得的脂质体通过 Sephadex G－50 或 Sepahrose 2B 柱时，在流出液中仅能检测到柱顶端上样样品每分钟计数（cpm）的 20％～30％。这种高度的脂质吸附性损失表明定量时需要用空白脂质体进行预处理。如果用空白脂质体混悬液对柱进行脂质预饱和，柱过滤法就可用来分离脂质体与未被包封的低分子质量化合物（如药物、细胞因子、酶抑制剂、底物等）或分离蛋白脂质体与残留的游离蛋白质以及分离混合胶束与单分子表面活性剂。

（二）离心法纯化脂质体

有三种不同类型的离心法可用来纯化脂质体：差速离心、密度梯度离心和通过分子筛的离心。差速高速超速离心（Differential high speed ultracentrifugation）可从脂质体混合物中除去较大的脂质体，得到大量的高浓度 SUVs。分离上清液中小脂质体的最佳离心条件与脂质、所采用的脂质体制备方法、缓冲液的组成和温度等条件有关，已证明差速离心是分离大脂质体和未包封物质（特别是非表面结合的物质）的一种快速简单的技术，即“洗”脂质体。

脂质体最初用作人工生物膜模型的生物研究，而脂质体的细胞膜结构使其成为运载进入人体的有效分子工具。在过去的几十年里，脂质体作为一个科学研究的新载体系统，在化妆品、药品、食品和农业方面得到了广泛而深入的研究和开发。目前，脂质体仍然存在着包封率低、粒径不均匀、稳定性差等问题。由于脂质体的制备方法不仅影响其结构和粒径，还间接影响脂质体的靶向性，因此，根据制剂的性质选择恰当的制备方法将显得非常重要。随着科技的发展及脂质体研究工作的不断深入，脂质体制备工艺将会不断完善和成熟，作为不同制剂载体的脂质体会有着更广阔的应用前景。

第四节　脂质体的质量评价

脂质体的粒径大小、粒径分布、包封率和稳定性等，可直接影响脂质体在体内的分布与代谢。除应符合药典有关制剂通则的规定外，《中国药典》

2020版提出了“微粒制剂指导原则”，脂质体需要特殊控制的项目如下：

一、包封率与载药量

包封率（Encapsulation efficiency，EE）指包入脂质体内的药物量与体系总药量的百分比，一般采用重量包封率。测定包封率时需分离载药脂质体和游离药物，然后计算包封率，用下式表示：

$$EE=\frac{W_e}{W_t}\times 100\% \quad (7-1)$$

式中，W_e 为包封于脂质体内的药量，W_t 为药物投料量。包封率是脂质体的制备过程中很重要的考察参数，一般不得低于80%。

载药量（Loading efficiency，LE）指脂质体内含药物的重量百分率，可用下式表示：

$$LE\ (\%)=\frac{W_e}{W_m}\times 100\% \quad (7-2)$$

式中，W_e 为包封于脂质体内的药量，W_m 为载药脂质体的总重量。载药量可以明确制剂中药物的百分含量，对脂质体的工业化生产具有实用价值。

二、形态、粒径及其分布

脂质体粒径大小和分布均匀程度与其包封率和稳定性有关，直接影响脂质体在机体组织内的分布和代谢，影响脂质体载药的治疗效果。脂质体形态与粒径的观察方法主要有以下几种方法：

（一）光学显微镜法

将脂质体混悬液稀释，取1滴放入载玻片上或滴入细胞计数板内，放上盖玻片，观察脂质体大小和数目，然后按其大小分档计数，以视野见到的粒子总数求出各档次的百分数。观察其形态并在显微镜下拍照，该方法仅适于粒径较大的脂质体。

（二）电子显微镜法

这是直接测定粒径最精确的方法。负染和冷冻蚀刻均可用于分析小脂质体，尤其是负染技术应用简便。如果粒径大于5μm，样品在蒸发过程中扭曲。

负染的方法一般有两种：喷雾法和点滴法。喷雾法在标本制备过程中会改变脂质体的分布。用于检测脂质体的两种重金属为磷钨酸（Phosphotungstic acid，PTA）和钼酸铵（Ammonium molybdate，AM）。这两种染料均是阴离子，适用于中性和负电性的脂质体染色。如果脂质体由正电荷脂质组成，负离子能引起脂质体的聚集和沉淀；如果负染正电荷脂质体，可用阳离子双氧铀盐如醋酸双氧铀，注意磷酸盐离子可以使双氧铀盐沉淀，在磷酸盐缓冲液中制备的脂质体在染色前应该冲洗去除磷酸盐离子。

冷冻蚀刻法是将标本置于－100℃的干冰或－196℃的液氮中进行冷冻，然后用冷刀将标本断开。升温后，冰在真空条件下迅即升华，暴露出断面结构，称为蚀刻。蚀刻后向断面以45°角喷涂一层蒸气铂，再以90°角喷涂一层碳，加强反差和强度。然后用次氯酸钠溶液消化样品，把碳和铂的膜剥下来，此膜即为复膜。复膜显示出了标本蚀刻面的形态，在电镜下得到的影响即代表标本中脂质体断裂面处的结构。

（三）激光散射法

激光散射又称为光子相关光谱法或动态光散射法。该方法能快速简单的测定脂质体粒径。它仅测定出脂质体样品的平均粒径。样品溶液必须没有其他颗粒性物质。激光散射法也可较为方便地测定脂质体的表面电性。

三、表面电性

脂质体表面电性对其包封率、稳定性、靶器官分布及靶细胞的作用有影响。含酸性脂质，如磷脂酸和磷脂酰丝氨酸的脂质体荷负电，含碱基脂质，如十八胺等的脂质体荷正电，不含离子的脂质体显电中性。测定方法有显微电泳法和荧光法等。

显微电泳法是将脂质体混悬液放入电泳装置样品池内，在显微镜监视下测量粒子在外加电场强度E时的涌动速度ν。向正极涌动的脂质体荷负电，反之荷正电。由测定结果可求出单位电场强度下的运动速率，即淌度$u=\nu/E$，依式计算ξ电势。

$$\xi=\frac{6\pi\eta u}{\varepsilon} \quad (7-3)$$

式中，η为脂质体混悬液黏度，ε为介电常数，ξ电势（mV）随脂质体电荷的增加而增大。

荧光法是依据脂质体和荷电荧光探针的结合量与其表面电性和电荷量有关的性质来进行测定。两者荷电相反，结合多，荧光强度增加；相反，两者带电相同，结合少，荧光强度减弱。

激光散射法也可较为方便地测定脂质体的表面电性。

四、突释效应或泄漏率测定

脂质体可分散在液体介质或冻干保存，其不稳定的主要表现为突释或泄漏。在体外释放试验时，表面吸附的药物会快速释放，称为突释效应。开始0.5h内的释放量要求低于40%。若脂质体在液体介质中贮藏，应检查泄漏率。泄漏率表示脂质体在液体介质中贮存期间包封率的变化，可由下式计算：

$$泄漏率=\frac{贮存后泄漏到介质中的药量}{贮存前包封的药量}\times 100\% \qquad (7-4)$$

五、磷脂的氧化程度

制备脂质体的磷脂含有不饱和脂肪酸，容易被氧化，影响脂质体的稳定性。磷脂的氧化分为3个阶段：单个双键的偶合、氧化产物的形成、乙醛的形成与键断裂。因各阶段的产物不同，氧化程度难以用一种试验方法评价。

（一）氧化指数的测定

氧化指数是检测双键偶合的指标。氧化偶合后的磷脂在波长230nm左右处具有紫外吸收峰，因而有别于未氧化的磷脂。测定时，将磷脂溶于无水乙醇中，配制成一定浓度的澄明溶液，分别测定其在233nm及215nm波长处的吸光度，按下式计算氧化指数：

$$氧化指数=\frac{A_{233nm}}{A_{215nm}} \qquad (7-5)$$

磷脂的氧化指数一般应低于0.2。

（二）氧化产物的测定

卵磷脂氧化产生丙二醛（Malondialdehyde，MDA）和溶血磷脂，MDA在酸性条件下可与硫巴比妥酸（Thiobarbituric acid，TBA）反应，生成红色染料（TBA-pigment）。该化合物在波长535nm处有特异性吸收，吸收值的大小即反应磷脂的氧化程度。实验证明，当每1mL含卵磷脂的生理盐水中的丙二醛含量超过2.3μg时，在37℃放置1～2小时即发生溶血。除上述方法可估计磷脂的氧化程度外，根据聚合不饱和脂肪酸链在氧化最后阶段发生断链或缩短，也可用液相-质谱联用技术测定了解这些酰基链的变化。

六、靶向性评价

脂质体应提供靶向性的数据，如药物体内分布数据及体内分布动力学数据等。通常以小鼠为受试对象，静脉注射脂质体后，测定不同时间血药浓度，并定时处死动物剖取脏器组织，匀浆分离取样。以同剂量药物作对照，比较各组织的滞留量，进行药动学处理，评价脂质体在动物体内的分布。

七、脂质体的稳定性

脂质体稳定性研究应包括药品物理和化学稳定性以及微粒完整性等，并应符合原料药物与制剂稳定性试验指导原则（2020《中国药典》指导原则

9001）要求。除应符合上述指导原则的要求外，还应注意相变温度对药品状态的变化、不同内包装形式的脂质体药品的稳定性试验条件，以及标签和说明书上合理使用等内容。

案　例

从 1995 年批准第一个脂质体产品 Doxil 开始，脂质体技术已经发展了 20 多年，并被广泛用于肿瘤疾病的治疗，在其他领域也有涉及。目前已有 14 个产品上市销售。2017 年全球销售总额达到 51.52 亿美元，且逐年增长。相较于其他微纳递送系统，脂质体展现出显著的优势，目前我国也有多个以脂质体作为载体的新药上市或进入临床研究，如紫杉醇酯质体（力扑素）、盐酸伊立替康复合脂质体注射液、硫酸长春新碱脂质体注射液等。脂质体可以经过精心设计，并根据需求发挥预期的作用，但是在开发和商业化生产过程中由于 EPR 效应的个体差异、加速血液清除（ABC）现象、工艺放大、不同生产批次和场地之间的重现性/一致性以及载体在到达靶点前泄漏、患者个体差异等问题，临床转化成功仍面临挑战。这就需要我们制剂研发工作者更多地发挥工匠精神，对于制备工艺精益求精，在细节上下真功夫。

思考题

1. 简述目前脂质体类药物开发的现状？
2. 简述脂质体类药物研发环节所面临的问题。
3. 简述脂质体有哪些应用？

参考文献

[1] He H，Liu L，Morin E E，et al. Survey of clinical translation of cancer nanomedicines—lessons learned from successes and failures [J]. Accounts of chemical research，2019，52（9）：2445－2461.

[2] Deutsch Y E，Presutto J T，Brahim A，et al. Safety and feasibility of outpatient liposomal daunorubicin and cytarabine（Vyxeos）induction and management in patients with secondary AML [J]. Blood，2018，132：3559.

[3] Wang Z，Li J，Lin G，et al. Metal complex-based liposomes：Applications and prospects in cancer diagnostics and therapeutics [J]. Journal of Controlled Release，2022，348：1066－1088.

[4] Ghaferi M，Raza A，Koohi M，et al. Impact of PEGylated Liposomal Doxorubicin and Carboplatin Combination on Glioblastoma [J]. Pharmaceutics，

2022，14（10）：2183.

［5］Shen S，Lin S，Chen Y，et al. Combating Cancer Stem-Like Cell-Derived Resistance to Anticancer Protein by Liposome-Mediated Acclimatization Strategy［J］. Nano Letters，2022，22（6）：2419－2428.

［6］方亮. 药剂学：第8版［M］. 北京：人民卫生出版社，2016.

第八章 缓控迟释制剂

缓控迟释制剂的研究可以追溯到20世纪50年代，在经历20年左右的研究后得以被医学界认可，随着人们对疾病认识的不断深入，缓控释制剂关键技术和高分子材料研究的发展，近几十年药物剂型迎来了飞速发展的时机。药物新剂型正向“精确给药、定向定位给药、按需给药”的方向发展。进入20世纪90年代的缓控释制剂正发展成针对性更强的定速、定时、定位释药。由于缓控释制剂效果显著，用药方便，使其成为近年来国内外发展最快的新型给药系统。

本章重点介绍缓、控释给药系统和迟释给药系统。主要围绕缓释制剂的不同制备技术，介绍骨架型、膜控型、渗透泵型等多种类型缓释制剂在医药领域的进展和缓控迟释制剂的特点、类型、释药机制及评价方法等，并延伸探讨自调式给药系统研究，为研发更加智能的缓释制剂作为参考。

第一节 概 述

一、药物递送系统的发展

剂型是活性药物进入机体前的最终存在形式，自诞生以来，制剂发展经历了从普通制剂到缓、控释制剂，再到定向定时定量制剂的发展阶段。

制剂发展阶段大致分为四个阶段：第一代为以丸剂、片剂、胶囊和注射剂等为代表的普通制剂，也称普通释药系统。在第一代普通制剂发展阶段，新剂型的发展主要立足于提高药物稳定性、促进溶出，改善制剂色香味形等以提高病人顺应性等。

在此条件下第二、第三代缓控释药物应运而生，主要包括第二代为缓释制剂、肠溶制剂等，如缓释骨架片、植入式长效制剂等；第三代为控释制剂，以及利用单克隆抗体、脂质体、微粒和纳米粒等药物载体制备的靶向制剂，如渗透泵制剂、膜控释制剂、脂质体制剂等。

第四代为基于体内反馈情报靶向于细胞水平的给药系统。第二至四代药物制剂，可统称为药物传递系统（Drugdelivery system，DDS）。药物递送的目的在于通过适宜的制剂手段使药物在必要的时间内，在适宜的部位按一定的速度释放，并在较长时间内维持有效的血药浓度，或使药物载体到达特定的靶器官释放药物，以减小毒副作用、提高疗效。

二、药物递送系统的分类

药物传递系统与常规制剂相比较具有疗效高、作用时间长和不良反应少等优点。广泛应用于各种给药途径，如口服、注射、经皮、鼻腔、口腔等。根据药物传递系统的作用特点，可分为以下几种类型：

1. 速度控制型给药系统

速度控制型给药系统主要是控制药物的释放速度，如缓释、控释和迟时释药系统。

2. 方向控制型给药系统

方向控制型给药系统主要是指控制药物在体内特定的部位释放的给药系统，包括靶向给药系统和定位给药系统等。

3. 应答式给药系统

应答式给药系统主要是指可依赖外界环境的刺激或生物体内的反馈调节控制药物释放的给药系统。应答式释药系统是近年发展起来的智能给药系统，主要基于某些疾病的发作显示出生理节奏的变化，能根据生理或病理需要而定量释放药物。

应答式释药系统包括外调式释药系统（Stimuli-responsive，DDS）和自调式释药系统（Self-regulation，DDS）。外调式释药系统是利用外界变化因素，如磁场、光、温度、电场及特定的化学物质等的变化来调节药物的释放。自调式释药系统则是利用体内的信息反馈控制药物的释放，不需外界的干预。现已报道的自调式释药系统有：尿素-尿素酶体系，pH -敏感溶胀型聚合物凝胶体系、葡萄糖-葡萄糖酶体系，pH -敏感性溶解度控制自调式给药系统以及pH -敏感脂质体等。

三、缓控迟释制剂的发展

缓控迟释制剂作为一种特殊的释药系统一直受到药剂工作者的广泛关注，适用于治疗窗窄、生物半衰期短或者刺激性较大的药物，主要用于心血管系统药物，可减少急性心血管事件如心肌梗死、脑卒中等，抗肿瘤药物、糖尿病药物、抗抑郁类药物等慢性疾病。

普通释药系统作为应用最为广泛的制剂存在诸多缺点：血药浓度波动性

大，容易出现“峰-谷”现象，血药浓度达峰时，可能产生副作用，甚至中毒；在谷浓度时，低于最小有效浓度，则影响疗效，不能达到理想的治疗效果；给药次数频繁，给药不方便。缓控迟释药物通过改变药物的释放模式和通路提高药物的疗效和安全性，成为普通剂型药物必然的替代产品。缓控迟释制剂是在药物传递系统中比较早的新剂型，使药物体内缓慢释放以控制药物的吸收速度，不仅使血药浓度在较长时间内维持有效浓度范围，而且避免药物浓度过高而引起的毒副作用。

作为一种新型制剂，缓控迟释制剂的研发侧重于设计出更加智能释药的结构以达到药物的最佳治疗效果。通过多种制备技术的结合，缓释材料的优化，生产工艺的改良以及活性药物与缓控迟释体系之间的合理选择，缓控迟释制剂得到更进一步的发展。随着制备技术的成熟与进步，多重缓控迟释体系制剂在药物制剂领域中将占据越来越重要的位置，具有广阔的发展前景。

四、缓控迟释制剂的表征与释放度检测技术发展

缓控迟释制剂由于其低副作用，增加病人的依从性，减少人体血浆药物浓度的波动及经济性等优点而得到广泛开发和应用。产品开发早期，缓控迟释制剂制备方式的多样性、内部结构控释过程的复杂性、缓释剂基质的多元化等因素影响其有效性。因此，在短时间内设计一种最有效的缓控迟释制剂是相对困难。缓控迟释制剂内药物的释放不充分则影响疗效，而且易产生环境的污染，导致用药成本的增加，而释放过快，则易引起血药浓度骤然升高，导致中毒。因此，深入探索缓控迟释制剂质量控制的表征及体外释放度检测方法，探讨其优缺点，有利于为制剂的质量控制和早期开发提供众多选择方案及发展思路，促进制剂早期开发及质量控制。

面对缓释制剂开发势头日益增加的趋势及市场逐渐扩大的局面，缓释制剂的早期开发及质量控制逐渐引起各国的重视。早在 1998 年，日本药品管理部门便开展了“药品品质再评价工程”；2004 年，美国建立了“固体制剂溶出曲线数据库”；2020 版《中国药典》对缓控迟释制剂的体外药物释放度试验、生物利用度和生物等效性试验以及体内-体外相关性均做了详细阐述，释放度检测方式已不少于 5 种。体外释放度检测法中实时取样分离常规检测技术仪器操作简单，但可能带来误差；加速取样分离加快了制剂检测速度，但受监测对象性质影响，加速手段受限；直接取样技术无需过滤分离，减少了分离过程引起的误差，操作更简便，但与体内释放度的相关性较差；原位技术可更全面地了解药物的释放情况，但检测对象受仪器限制；模拟体内环境设备的开发更有效地反映了体内的相关性，但由于体内环境的复杂性，完全模拟还难以实现。

在药业发展中，释放度模型作为一种预测模式被广泛接受，它可提高人们对影响产品行为的参数的认识，减少产品开发初期的成本，加速产品开发进程，通过质量控制效率。但由于缺乏反应体内制剂行为生物相关实验模型，而且模型建立中的各种简化与假设使人们对依靠数学模型完成制剂开发缺乏信心，释放度模型作为产品开发及临床研究工具尚未被广泛使用。因此，开发适用对象广泛，设备简单易操作，体内相关的体外释放度检测技术或表征技术；建立体内外相关生物实验模型，普及人们对模型中假设与限制的认识，促进模型的正确使用，是未来的缓释制剂开发与质量控制方法的发展方向。

第二节　缓控迟释制剂的释药机制

一、缓控迟释制剂的定义

在《美国药典》中将缓、控释制剂统一归为调释制剂（Modified-release preparation），在文献以及报道中常见的英文名称还有 Extended-release preparations、Prolonged-action Preparations、Repeat-action Preparations、Retard preparations 等。在《中国药典》2020 年版中对于缓释、控释、迟释制剂提出了详细的指导原则。

缓释制剂（Sustained-release preparation）指用药后能在机体内缓慢释放药物，使药物在较长时间内维持有效血药浓度的制剂。缓释制剂在规定释放介质中，可按要求缓慢地非恒速释放药物，其与相应的普通制剂比较，给药频率比普通制剂减少一半或给药频率比普通制剂有所减少，且能显著增加患者的依从性的制剂。其药物的释放多数情况下符合一级或 Higuchi 动力学过程。

控释制剂（Controlled-release preparation）指药物按预先设定好的程序缓慢地恒速或接近恒速释放的制剂。控释制剂在规定释放介质中，按要求缓慢地恒速释放药物，其与相应的普通制剂比较，给药频率比普通制剂减少一半或给药频率比普通制剂有所减少，血药浓度比缓释制剂更加平稳，且能显著增加患者的依从性的制剂。其药物的释放一般符合零级动力学过程，其特点是释药速度仅受制剂本身设计的控制，而不受外界条件，如 pH、酶、胃肠蠕动等因素的影响。

迟释制剂（Delayed-release preparation）指在给药后不立即释放药物的制剂，包括肠溶制剂、结肠定位制剂和脉冲制剂等。其中，肠溶制剂系指在规定的酸性介质中不释放或几乎不释放药物，而在要求的时间内，于 pH 值 6.8 磷酸盐缓冲液中大部分或全部释放药物的制剂；结肠定位制剂系指在胃肠道上部基本不释放、在结肠内大部分或全部释放的制剂，即在规定的酸性介质与 pH 值 6.8 磷酸盐缓冲液中不释放或几乎不释放，而在要求的时间内，于 pH 值 7.5～8.0 磷酸盐缓冲液中大部分或全部释放的制剂。脉冲制剂系指不立即释放药物，而在某种条件下（如在体液中经过一定时间或一定 pH 值或某些酶作用下）一次或多次突然释放药物的制剂。

缓控迟释制剂的血药浓度经时曲线如图 8-1 所示。

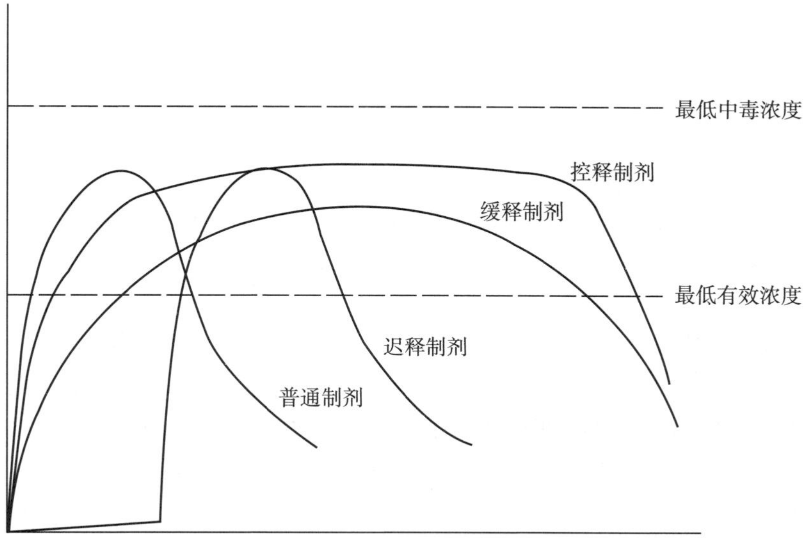

图 8-1 缓释、控释、迟释和普通制剂的血药浓度经时曲线比较

二、制剂特点

近年来，缓控迟释制剂发展迅猛，其剂型已由早期的片剂、胶囊、栓剂、渗透泵制剂，透皮贴剂植入剂、黏膜黏附剂及注射剂等，发展为微球、纳米粒和脂质体相结合的多种剂型。缓控迟释制剂与普通制剂相比，具有以下优点：①减少服药次数，大大提高了病人的顺应性；②释药徐缓，使血药浓度平稳，避免峰谷现象，有利于降低药物的毒副作用，减少耐药性的发生；③缓控释制剂可发挥药物的最佳治疗作用；④某些缓控释制剂可以按要求定时、定位释放，更加适合疾病的治疗。

但缓、控、迟释制剂也有其不利的一面；①在临床应用中对剂量调节的灵活性较差，如果出现副作用，往往不能立刻停止治疗；②缓控迟释制剂往往是基于健康人群的平均动力学参数而设计，当药物在疾病状态的体内动力学特性有所改变时，不能灵活调节给药方案；③制备缓控迟释制剂所涉及的设备和工艺费用较常规制剂昂贵。

三、释药机制

缓、控释制剂的释药机制与其结构特征和所用的聚合物材料有密切关系，主要所涉及的释药机制有：溶出、扩散、溶蚀、渗透压以及离子交换等。

（一）溶出机制

根据 Noyes-Whitney 方程：

$$\frac{dQ}{dt}=kA\ (C_s-C)\ =\frac{D}{h}A\ (C_s-C) \tag{8-1}$$

可以采用以下几种方法实现药物缓释：

1. 制成盐或酯降低溶解度

例如，醇类药物经酯化后水溶性减小，如睾丸素丙酸酯、环戊丙酸酯等。青霉素普鲁卡因盐的药效比青霉素钾（钠）盐显著延长。

2. 与高分子化合物形成难溶性的盐

例如，鱼精蛋白与胰岛素结合成溶解度较小的鱼精蛋白胰岛素，再加入锌盐制成鱼精蛋白锌胰岛素，可使药效长达 18～24 小时；许多生物碱类药物与鞣酸可形成难溶性盐，如丙米嗪鞣酸盐、N-甲基阿托品鞣酸盐等，其药效明显延长；毛果芸香碱与海藻酸结合成的毛果芸香碱盐酸盐显著延长其眼用膜剂中的药效。

3. 控制粒子大小减慢溶出速度

药物的比表面积越大，溶出速度越快，故增加难溶性药物的粒径可使其溶出减慢。例如，超慢性胰岛素中所含较大的胰岛素锌晶粒，大部分超过 10μm，药效长达 30 小时；而含晶粒较小的半慢性胰岛素锌，晶粒一般不超过 2μm，其药效只有 12～14 小时。

（二）扩散机制

以扩散为主的缓释给药系统，药物先溶解成溶液后，再从制剂中扩散出来，进入体液，其释药速率受扩散速率的控制。药物的扩散主要有贮库型和骨架型两类。

1. 贮库型

贮库型缓、控释给药系统中药物的释放取决于包衣膜的性质，主要分为包衣的片剂或微丸等，又分为水不溶性包衣膜和含水溶性孔道包衣膜两种贮库。其扩散系统示意图如图 8-2 所示。其中，$C_{m(0)}$ 和 $C_{m(d)}$ 分别是膜内外表面的药物浓度 $C_{(0)}$ 和 $C_{(d)}$，是邻近膜区域的药物浓度。

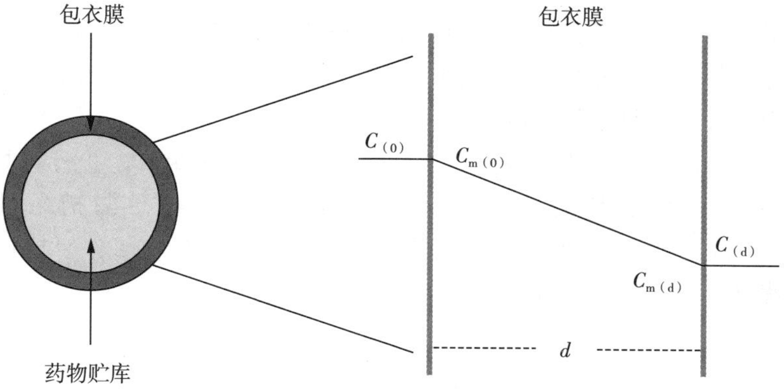

图 8-2　贮库型扩散缓控释系统的示意图

（1）水不溶性包衣膜：药物处于水不溶性包衣膜的贮库中，其释放速度符合 Fick's 扩散定律。

$$\frac{dQ}{dt}=\frac{ADK\Delta C}{d} \tag{8-2}$$

式中，dQ/dt 为释放速度；A 为表面积；D 为扩散系数；K 为药物在膜与囊心之间的分配系数；d 为包衣层厚度；ΔC 为膜内外药物的浓度差。

分配系数 K 可用膜内表面和外表面药物浓度之比表示：

$$K=\frac{C_{m(0)}}{C_{(d)}},\ x=0 \tag{8-3}$$

$$K=\frac{C_{m(d)}}{C_{(d)}},\ x=d \tag{8-4}$$

当 A、D、K、d 与 ΔC 保持恒定，则释放速度为常数，系零级释放过程。当其中一个或多个参数改变，即为非零级过程。

（2）含水溶性孔道的包衣膜：如在包衣液中掺入乙基纤维素与甲基纤维素混合组成膜材致孔剂，当包衣片进入胃肠液中，致孔剂迅速溶解，在包衣膜表面出现大量的细小孔道。其释放速率可表示为：

$$\frac{dQ}{dt}=\frac{AD\Delta C}{d} \tag{8-5}$$

式中，各项参数的意义同前，与上式比较少了 K，这类药物制剂的释放接近于零级释放过程。

2. 骨架型

骨架型缓、控释制剂是由药物均匀分散在骨架材料中所形成的制剂。外层的药物暴露在溶出介质中，先溶解再扩散到骨架外面。在此过程中不断地在固体制剂内部和释放介质之间进行，即骨架内的药物溶解后通过骨架材料扩散到骨架外表面，然后再扩散到释放介质中。因此，药物的溶解速度必须大于药物在骨架材料中的扩散速度。

如果：①药物的释放保持伪稳态（pseudo steady state）；②药物颗粒的粒径要远小于药物从骨架扩散出去的平均距离；③满足漏槽条件（sink condition）；④药物在骨架中的扩散系数 D 保持恒定，药物与骨架材料无相互作用，就可以建立如下方程：

$$\frac{dQ}{dh}=C_0\,dh-\frac{C_S}{2} \tag{8-6}$$

式中，dQ 为单位面积释放药物的变化量；dh 为释放完药物的骨架区域厚度变化；C_0 为单位体积骨架内含药物的总量；C_s 为在骨架内药物的饱和浓度。

根据扩散理论：

$$dQ=\frac{D_m C_s}{h}dt \tag{8-7}$$

式中，D_m 为药物在骨架中的扩散系数，通过式（8－5）和式（8－6）积分得以下方程

$$Q=[C_s D_m\ (2C_0-C_s)]^{\frac{1}{2}} \tag{8-8}$$

假设 $C_0 \gg C_s$ 即存在过量的溶质，则式（8－7）变为

$$Q=[2C_s D_m C_0 t]^{\frac{1}{2}} \tag{8-9}$$

这表明药物释放的量和时间的平方根成正比，即 Higuchi 方程，而对于孔状以及骨架型缓、控释系统，根据上述方法，由 Higuchi 方程推导出了以下的方程：

$$Q=\left[D_s C_a \frac{p}{\lambda}\ (2C_0-pC_a)\ t\right]^{\frac{1}{2}} \tag{8-10}$$

式中，p 为骨架的空隙度；λ 为骨架中的弯曲因素；C_a 为药物在释放介质中的溶解度；D_s 为药物在释放介质中的扩散系数，其他参数与上述含义相同。

当方程式（8－9）中右边除 t 外都保持恒定，上式就可以简化为；

$$Q=k_H t^{\frac{1}{2}} \tag{8-11}$$

式中，k_H 为常数，即药物释放量与时间的平方根成正比。

若制备一种扩散控制型的骨架缓释系统，需控制好骨架中药物的初始浓

度、空隙率、骨架中的弯曲因素、形成骨架的聚合物组成、药物的溶解度等参数。具体可采用以下工艺：

（1）包衣

将药物片剂或小丸用阻滞材料包衣，衣膜层厚度不等，即可形成不同释药速度的小丸，将包衣厚度不等的小丸按不同的比例混合后装入胶囊，以达到缓释的目的，如图 8－3（a）；也可以用不同性质的包衣材料包多层包衣，将药物分速释层和缓释层，从而达到双重效果，如图 8－3（b）。

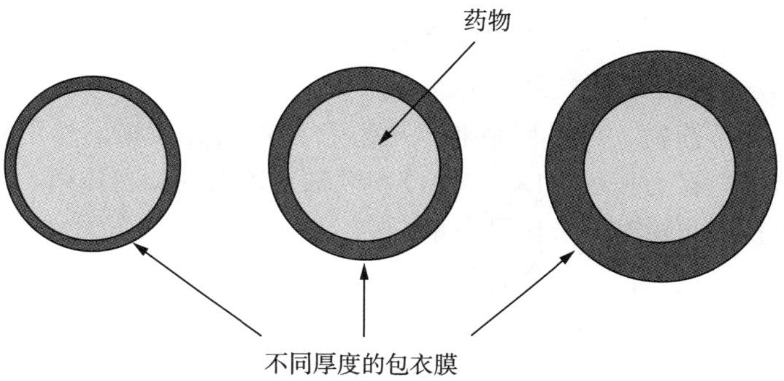

（a）由不同厚度的包衣膜制成的包衣小丸

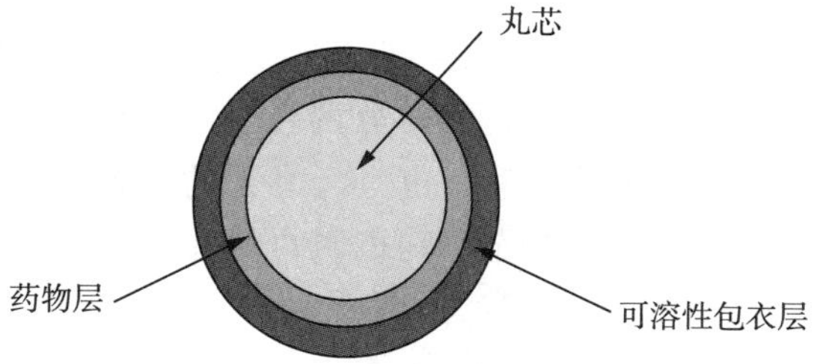

（b）用不同包衣材料制成的多层包衣小丸

图 8－3　以扩散为主的贮库型缓控释系统

（2）制成微囊

微囊膜是一种半透膜，在胃肠液中，水分可以渗透囊内，溶解药物，形成饱和溶液，然后通过孔道扩散到囊外的消化液中。采用微囊化技术制备缓、控释制剂，囊膜的厚度、微孔的孔径和弯曲度等主要影响药物的释放速度。

（3）制成不溶性的骨架片

以聚乙烯聚甲基丙烯酸酯、硅橡胶等水不溶性材料为骨架制备片剂，药物的溶解度、骨架的空隙率和孔的弯曲率为影响其释药速度的主要因素。这类制剂适用于水溶性药物的缓释，对于难溶性药物释放太慢。

(4) 制成植入剂

植入剂是指将水不溶性药物熔融后倒入模型中形成的一类固体灭菌制剂，一般不加赋形剂，用外科手术埋藏于皮下。也可将其制成微球、纳米粒等注射到皮下实现延长释药的目的。如孕激素的植入剂、聚乳酸-聚乙二醇酸共聚合物微球植入剂等。

(5) 制成经皮吸收制剂（transdermal preparations）

经皮吸收制剂有贮库型和骨架型，基本上都是以扩散的形式释放到皮肤表面，药物的释放速度与浓度梯度、骨架或膜的空隙率等有关。通常经皮吸收制剂符合零级释药过程，而它的释放机制属于典型的扩散型。

(6) 制成乳剂

对于水溶性药物，可采用精制羊毛醇和植物油为油相，临用时加入溶解药物的水溶液，猛力振摇，即成 W/O 型乳剂型注射剂。在体内，水相中的药物向油相扩散，再由油相分配到体液。

(7) 增加黏度以减小扩散速度

主要用于注射剂或其他液体制剂。用明胶、羧甲纤维素钠、西黄蓍胶、阿拉伯胶等加入注射剂中延长其药效。如盐酸普鲁卡因注射液（3%）加入1%羧甲纤维素钠，可使作用延长至约 24 小时。

(三) 溶蚀与扩散相结合

释药机制以溶出或扩散机制为主，将其归类于溶出控制型或扩散控制型。而对于生物溶蚀性系统来说，药物均匀分散在生物溶蚀性骨架材料中，因而药物的释放既具有骨架结构的扩散，也具有骨架的溶蚀瓦解而释放药物的特点。Peppas 方程可简便地揭示复杂释药机制的分析方法。

$$\frac{Q_t}{Q_\infty}=kt^n \tag{8-12}$$

式中，Q_t 和 Q_∞ 分别为 t 和 ∞ 时间累积释放量；k 为骨架结构的几何特性常数；n 为释放指数，用以表示药物释放机制。

式（8－11）中，当 $n=1$ 时，释药速率与时间无关，即零级动力学（zero-order kinetics），对于片状（slab）系统，将零级释放称为Ⅱ相转运（case Ⅱ transport）。聚合物分子链的限速过程，水在系统中起增塑剂的作用，可使聚合物的玻璃化温度下降，T_g 降至系统温度时，聚合物链即发生从玻璃态向高弹态的转化，大分子的运动增加，体积膨胀。当 n 取极端值 0.5 和 1.0 时，是 Peppas 方程应用的两个特例，分别表示扩散控制和溶蚀控制的释放规律。n 在 0.5 和 1.0 之间时，表示释放规律是扩散和溶蚀综合作用的结果为不规则转运（anomalous transport）。此外，极端值 0.5 和 1.0 仅适用于片状骨架，对于柱状和球状骨架，n 值是不同的（表 8－1）。

表 8-1　不同几何形状骨架药物释放指数 n 及释放机制

释放指数/n			释放机制
薄片状	圆柱状	球体	
0.5	0.45	0.43	Fick's 扩散
$0.5<n<1.0$	$0.45<n<0.89$	$0.43<n<0.85$	不规则运转
1.0	0.89	0.85	Ⅱ相转运

Peppas 和 Sahlin 将扩散和溶蚀机制分隔开，推导出：

$$\frac{Q_t}{Q_\infty}=k_1t^m+k_2t^{2m} \tag{8-13}$$

假设

$$F=k_1t^m,\ R=k_2t^{2m},\ 则\frac{R}{F}=\frac{k_2t^m}{k_1} \tag{8-14}$$

可以通过 R/F 值的大小来确定主要的释药机制，R/F 值较大时，溶蚀对释放的贡献较大，R/F 值较小时，扩散对释放的贡献大。

此外，扩散和溶蚀相结合的第三种情况是采用膨胀型骨架结构，即药物溶于溶胀的聚合物中。水先进入骨架，药物溶解，随后从溶胀的骨架中扩散出来，其释药速度很大程度上取决于聚合物的溶胀速率、药物的溶解度和骨架中可溶的部分。由于药物释放前，聚合物必须先溶胀，这种系统通常可减小突释（burst release）效应。

（四）渗透压机制

以渗透压作为驱动力，可以控制药物均匀恒速地释放，可实现零级释放，而且其处方可适用于多种药物，比其他骨架型缓、控释制剂更为优越，但具有更加严格的质控指标。在渗透压系统中，片芯由水溶性药物和水溶性聚合物或其他辅料制成，外面用水不溶性的聚合物包衣，成为水可通过，药物不能通过的半透膜，在半透膜壳顶部用激光打一细孔，形成渗透泵片。当渗透泵片与水接触时，水即可通过半透膜渗入片芯，使药物溶解成饱和溶液，加之高渗透压辅料的溶解，渗透压可达 4～5MPa，而体液渗透压仅为 0.7MPa。由于膜内外的渗透压差，药物的饱和溶液由细孔持续流出，其流出量与渗透进膜内的水量相等，直到片芯内的药物完全溶解为止。

药物的释放与小孔中流出溶液的速度有关，而小孔中流出的溶液与通过半透膜的水量相等，半透膜的吸水速度取决于膜的渗透性能和片芯的渗透压。水渗透进入膜内的流速（dV/dt）可用下式表示：

$$\frac{dV}{dt}=\frac{kA}{h}(\Delta\pi-\Delta P) \tag{8-15}$$

式中 k 为膜的渗透系数；A 为膜的面积；h 为膜的厚度；$\Delta\pi$ 为渗透压差；ΔP 为流体静压差。当小孔的孔径足够大，$\Delta\pi \gg \Delta P$，则流体静压差可以忽略，上式可简化为：

$$\frac{dV}{dt}=\frac{kA}{h}\Delta\pi \quad (8-16)$$

如以 dQ/dt 表示药物通过小孔的释药速率，C_s 为膜内药物饱和溶液的浓度，则：

$$\frac{dQ}{dt}=\frac{dV}{dt}C_s=\frac{kA}{h}\Delta\pi C_s \quad (8-17)$$

如 k、A、h 和 $\Delta\pi$ 不变的情况下，只要膜内药物维持饱和状态（即 C_s 保持不变），释药速率恒定，即以零级速率释放药物。当片芯中药物逐渐低于饱和浓度，释药速率逐渐以抛物线缓慢下降。由于胃肠液中的离子不会渗入半透膜，故渗透泵片的释药速率与 pH 无关，在胃与肠中释药速率相等。而片芯的处方组成、包衣膜的渗透性、厚度以及释药小孔的大小是制备渗透泵片的主要关键因素。

渗透泵系统有 3 种类型（图 8－4），A 型为片芯中含有固体药物和电解质，遇水即溶解，电解质可形成高渗透压差；而 B 型为药物以溶液形式存在于不含药渗透芯的弹性囊中，此囊膜外周围为电解质，高渗透压差使内膜产生压力而将药物溶液排出；C 型为推拉型（Push-pull type），属于多室渗透泵（Multi-compartment osmotic pump），片芯上层由药物、具渗透压活性的亲水聚合物和其他辅料组成，下层由亲水膨胀聚合物、其他渗透压活性物质和片剂辅料组成，在外层包衣并打孔，它的释放是由上层的渗透压推动力和下层聚合物吸水膨胀后产生的推动力同时作用的结果。3 种类型的释药孔可为单孔或多孔。

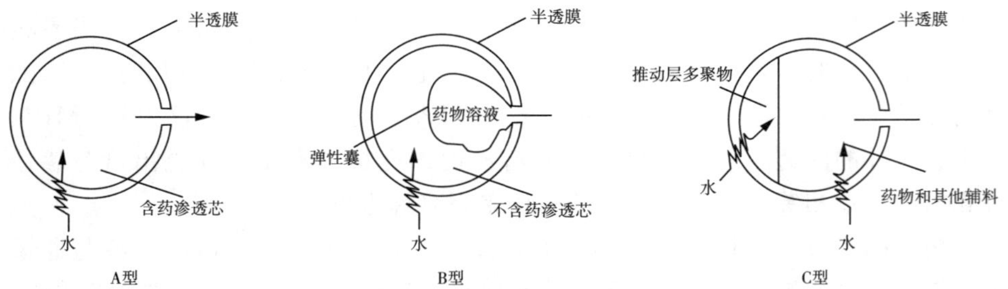

图 8－4　三种类型的渗透泵系统示意图

此类系统的优点是理论上可以实现零级释放，且释放与药物的性质和环境无关，对于不同的药物不需要进行重新设计处方。缺点在于其造价高，而且质控指标严格。

（五）离子交换作用

离子交换系统是由水不溶性交联聚合物组成的树脂，含有成盐基团，药物可结合于树脂上。药物与离子交换树脂通过离子键结合而形成的复合物叫药物-树脂。阳离子交换树脂与有机胺类药物盐交换，或阴离子交换树脂与有机羧酸盐或磺酸盐交换，即成药树脂。

当带有适宜电荷的离子与药树脂接触时，通过离子交换将药物游离出来。

$$树脂^{+}-药物^{-}+X^{-}\longrightarrow 树脂^{+}-X^{-}+药物^{-} \quad (8-18)$$

$$树脂^{-}-药物^{+}+Y^{+}\longrightarrow 树脂^{-}-Y^{+}+药物^{+} \quad (8-19)$$

X^{-}和Y^{+}都是消化道中的离子，交换后，药物从药树脂中游离出来，释放胃肠液中。药物从树脂中的释放速度不仅受扩散面积、扩散路径长度和树脂的刚性（为树脂制备过程中交联剂用量的函数）所控制，而且还受释药环境中离子种类、强度和温度的综合影响。

药树脂制备和药物的释放都是靠离子交换法，因此只有解离型的药物才能适用，而且能道离子交换树脂的交换容量甚少，故剂量大的药物不适合制备药树脂。

药树脂的制备工艺有两种：静态交换法（Static exchange method）和动态交换法（Dynamic exchange method）。

静态交换法：将树脂浸泡于药物溶液中分批进行离子交换。操作简单，设备要求低，但随着离子交换的进行氢离子浓度不断增加，增加了与药物离子竞争树脂的机会，导致药物的吸附量减少或交换不完全，树脂有一定损耗。

动态交换法：能将交换后的溶液及时与树脂分离，并使溶液在整个树脂层中进行多次交换，因而交换完全，可提高树脂的载药量。但动态法操作工序较长。

药物从载药树脂中的释放不一定符合一级或零级动力学，目前，有关药物树脂复合物的释药动力学的研究主要采用粒扩散方程（Btyd 方程）、指数方程及对数方程（Viswanathan 方程），其中 Viswanathan 方程适合所有药树脂复合物的体外释药过程，因而被普遍采用。

离子交换法也可用于其他载体，如阿霉素羧甲基葡聚糖微球，以 $RCOO^{-}NH_3^{+}R'$表示，药物在水中不释放，置于 NaCl 溶液中，则释放出阿霉素阳离子 $R'NH_3^{+}$，并逐步达到平衡。所以阿霉素羧甲基葡萄糖微球在体内与体液中的阳离子进行交换，阿霉素缓慢释放而达到长效缓释的目的。

$$RCOO^{-}NH_3^{+}R'+Na^{+}Cl^{-}\longrightarrow R'NH_3^{+}Cl^{-}+RCOO^{-}Na^{+} \quad (8-20)$$

第三节　缓控迟释制剂的类型

缓控释制剂按照释药类型可以分为骨架型缓控释制剂、膜控型缓控释制剂以及渗透泵型控释制剂，具体每种制剂类型介绍如下：

一、骨架型缓释制剂

骨架制剂是指药物和一种或多种骨架材料通过压制、融合等技术手段制成的片状、粒状或其他形式的制剂。它们在水或生理体液中能够维持或转变成整体式骨架结构，药物以分子或结晶状态均匀分散在骨架结构中，起着贮存和控制药物释放的作用。由于骨架型缓释制剂的制备方法简便，应用最为广泛，国内外均有品种上市。下面将详细介绍几种骨架型缓释制剂。

（一）亲水性凝胶骨架片

目前最常用的亲水性凝胶骨架材料是羟丙甲纤维素（HPMC），根据甲氧基和羟丙基两种取代基含量的不同，有多种型号的品种，其中常用的型号为K4M（黏度为 4000mPa・s）和 K15M（黏度为 15000mPa・s）。另外还有MC（400cPa・s，4000cPa・s）、HEC、CMC－Na 和海藻酸钠等，这些材料遇水后水化形成凝胶层，凝胶层的性质直接影响药物的释放速率，是控制药物释放的重要因素。

亲水凝胶骨架片的制备方法比较简单，一般多采用粉末直接压片法，但也有湿法制粒压片法。

影响药物释放速率的因素很多，如：（1）骨架材料的理化性质、用量、黏度及粒径等；（2）药物的性质、在处方中的含量，稀释剂的用量等；（3）制备工艺及片剂大小等。其中主要的控释参数是骨架材料与主药成分的比例及骨架材料的分子量，主药与辅料的粒径大小、HPMC 类型等。HPMC 骨架片遇水后，表面水化形成凝胶层，随着水分进一步向内部渗透，凝胶层不断增厚，从而阻滞了药物从骨架中扩散释放。骨架材料的用量必须在一定含量以上才能达到控制药物释放的目的，当骨架材料含量较低时，或含药量较大时，片剂表面形成的凝胶层不连续，同时水溶性药物的释放在骨架的内部留下了“空洞”，使药物迅速释放，达不到控制药物释放的目的。

亲水凝胶骨架片中药物的释放机制主要是在凝胶层中药物的扩散和凝胶层的溶蚀。对于水溶性的药物，药物释放机制主要取决于药物通过凝胶层的扩散速度和凝胶层的溶蚀速度。对于溶解度大的药物，其释放机制主要表现为药物在凝胶层中的扩散为主，而对于水中溶解度小的药物，其释放机制主要表现在凝胶层的溶蚀过程，因此，药物在水中的溶解性质影响凝胶骨架片的整个释药过程。不管哪种释放机制，凝胶骨架最后会完全溶解，药物全部释放。

例 1：卡托普利亲水凝胶骨架片（25mg/片）

【处方】	卡托普利	25g
	HPMC	60g
	乳糖	15g
	硬脂酸镁	适量

【制备】　将卡托普利、HPMC、乳糖和适量的硬脂酸镁（均过 80 目筛）按等量递加法初混，再过 80 目筛 3 次充分混匀后，用 9mm 浅凹冲头粉末直接压片而成，共制成 1000 片。

通过释放度实验研究发现，该制剂 Peppas 方程拟合后 $n=0.5$ 左右，表明该缓释片属于溶蚀和扩散结合的释放机制，且以扩散为主。随 HPMC 用量增加，药物释放速率逐步减慢、当 HPMC 用量大于 30%后，连续的凝胶层已经形成，因此再增加其用量对缓释作用增加的程度不如较小用量时明显。

（二）蜡质类骨架片

蜡质类骨架片也叫溶蚀型骨架片（Erodible matrix tablets）。这类骨架片是由溶蚀性材料，如蜂蜡、巴西棕榈蜡、硬脂酸等制成。

该类骨架片有以下优点：（1）避免胃肠局部药物浓度过高，减少刺激性；（2）溶蚀性小颗粒易于在胃肠黏膜上滞留，延长胃肠转运时间，作用时间更持久；（3）胃排空受食物的影响较小。

这类制剂的释药机制以溶蚀占主要地位，由于溶蚀性材料的疏水性物质不能使环境的水分迅速浸入片芯溶解或释放药物，但可被胃肠液溶蚀，并逐渐分散为小颗粒，从而释放出其所含的药物。在释药过程中，由于骨架的释药面积随时间在不断变化，故很难恒速释放药物，常呈一级释放速率释药。

影响蜡质类骨架片释放速率的因素有很多，如骨架材料的性质、用量、药物的性质及其在处方中的含量、药物颗粒的大小、致孔剂等的性质和用量、片剂大小、工艺过程等。

蜡质类骨架片的制备工艺有以下四种：（1）湿法制粒压片（Wet granulation compression），将药物与蜡质材料的粉末混合均匀，加适量黏合剂或润湿剂湿法制粒，干燥后压片；（2）溶剂蒸发法（Solvent evaporation method），将药物加入并溶解于熔融的蜡质中，混合均匀，制成团块再颗粒化；(3)熔融法（Melting method），将药物与辅料直接加入熔融的蜡质中，温度控制在略高于蜡质熔点，熔融的物料铺开冷却、固化、粉碎，过筛形成颗粒，本法不适宜于热不稳定的药物；（4）热混合法（Thernnal mixing method），将药物与鲸蜡醇在 60℃混合，团块用玉米朊醇溶液制粒，此法制得的片剂释放性能稳定。

（三）不溶性骨架片

不溶性骨架片由水不溶性材料，如聚乙烯、EC、丙烯酸树脂等制成。此类骨架片释放药物后，骨架随粪便排出。它的释药过程主要分为三步：（1）消化液渗入骨架孔内；（2）药物溶解；（3）药物自骨架孔道扩散释放，其中孔道扩散为限速步骤，释放符合 Higuchi 方程。

制备方法可以采用粉末直接压片法或湿法制粒压片法。（1）粉末直接压片法，将缓释材料粉末与药物混匀后直接压片；（2）湿法制粒压片法，将骨架材料用乙醇溶解作为黏合剂湿法制粒，此类片剂有时释放不完全，因此其应用受到一定限制。

不溶性骨架片可以由不同释放速度的颗粒压制而成。口服后在胃中崩解成原有颗粒，类似于胶囊剂，不仅具有缓释胶囊的优点，同时也保留片剂的长处。目前主要有以下三种形式：（1）将三种不同释放速度的颗粒混合后压片，可以得到理想的释放速度；（2）用缓、控释材料制成的微囊或微球压制成片，特别适用于处方中药物含量高的情况；（3）用骨架材料制备的含药小丸和空白小丸按一定比例混合压片，调整释放速度，近几年来备受关注。

（四）骨架型小丸

采用骨架型材料和药物混合，再加入一些其他赋形剂（如乳糖等）、调节释药速率的辅料（如 PEG 类，表面活性剂等），经适当方法制成光滑圆整、硬度适当、大小均一的小丸，即为骨架型小丸。骨架型小丸与骨架片所采用的材料相同，同样有 3 种不同类型，即亲水凝胶、蜡质类，不溶性骨架小丸。

制备骨架型小丸可采用旋转滚动制丸法（泛丸法）、挤压滚圆制丸法和离心流化制丸法。

例 2：利用挤压滚圆法制备茶碱骨架小丸

【处方】 主药与骨架材料之比为 1∶1，骨架材料：单硬脂酸甘油酯和微晶纤维素（1∶4）。

【制备】 先将 10g 单硬脂酸甘油酯分散在 20mL 热蒸馏水中，加热至 80℃，在恒定的搅拌速率（100r/min）下，加入 50g 茶碱，直至形成浆料。将热浆料在行星式混合器内与 40g 微晶纤维素混合均匀制成湿软材，然后将软材用柱塞挤压机以 30.0cm/min 的速率挤压成直径 1mm 的条状，在 1000r/min 转速下在滚圆机内滚动 10 分钟即得圆形小丸，湿丸置流化床内于 40℃ 干燥 30 分钟，过筛得直径为 1.18～1.70mm 的小丸。

【注解】 由于药物包埋在疏水性骨架材料中，骨架不仅阻延了水性液体向丸内的渗透，而且降低了小丸中药物的润湿性，结果减缓了水向小丸内的渗透和溶解药物的速率。只要药物和辅料的配比、操作恰当，则可制得满意缓释作用的药物小丸。

二、膜控型缓、控释制剂

膜控型缓、控释制剂是指将一种或多种包衣材料对颗粒、片剂、小丸等进行包衣处理，以控制药物的释放速率、释放时间或释放部位的制剂。控释膜通常为一种半透膜或微孔膜，释药机制是膜腔内的渗透压或药物分子在膜层中的扩散行为。膜控型缓、控释制剂大致有以下几类：

（一）微孔膜包衣片

微孔膜控释制剂通常使用胃肠液中不溶的聚合物，如醋酸纤维素、乙基纤维素、乙烯-醋酸乙烯共聚物、丙烯酸树脂等作为衣膜材料制备。为了使膜具有通透性，从而有效地控制药物的释放，在包衣液中往往加入少量水溶性致孔剂，如 PEG 类、PVP、PVA、十二烷基硫酸钠、糖或盐等。用这样的包衣液包在普通片剂上即成微孔膜包衣片。微孔膜包衣片（图 8－5）与胃肠液接触时，膜上存在的致孔剂遇水部分溶解或脱落，在包衣膜上产生无数肉眼不可见的微孔或弯曲小道，使衣膜具有通透性。胃肠道中的液体通过这些微孔渗入膜内，溶解片芯中的药物到一定程度时，膜内便产生一定渗透压，阻止水分继续渗入。由于膜内外浓度差的存在，药物分子便通过这些微孔向膜外扩散释放。药物向膜外扩散的结果使膜内的渗透压下降，水分又得以进入膜内溶解药物，如此反复，只要膜内药物维持饱和浓度且膜外存在漏槽状态，则可获得零级或接近零级的药物释放速率。包衣膜在胃肠道内不被破坏，最后由肠道排出体外。

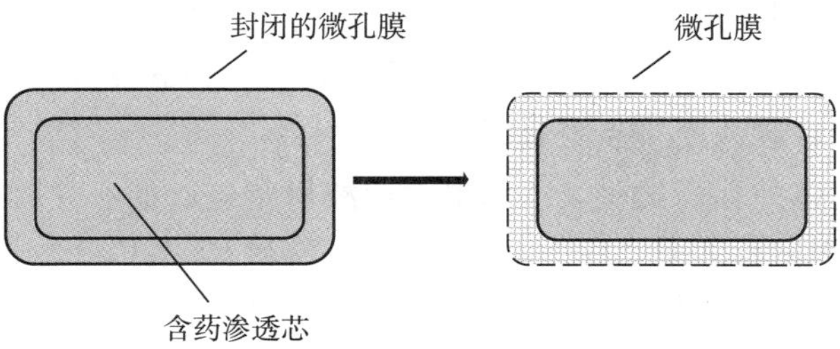

图 8－5　微孔膜包衣片示意图

制备方法以制备磷酸苯吡胺膜控型缓释片为例简单说明如下：

先将磷酸苯吡胺制成含药常规片芯，以低黏度乙基纤维素、醋酸纤维素及聚甲基丙烯酸酯为包衣材料，PEG 类为致孔剂，蓖麻油、邻苯二甲酸二甲酯为增塑剂，以丙酮为溶剂配制包衣液包衣，通过控制微孔膜厚度（膜增重）来调节释药速率。

（二）膜控释小片

膜控释小片是将药物和辅料按常规方法制粒，压制成小片，其直径约为3mm，用缓释膜材料包衣后装入硬胶囊。每粒胶囊中装有不同释放速度的小片数粒或十几粒不等，不同释放速度的小片可用不同缓释作用的包衣材料或不同包衣厚度控制。其优点在于：（1）释药速率可控，可根据需要调节装入胶囊的片剂的包衣材料和厚度；（2）具有包衣颗粒剂的优点，但又能克服包衣颗粒很难达到零级释药的缺点；（3）制成小片后包衣，易于质量控制，释药恒定，克服了颗粒剂包衣不均匀，进而影响释药速率的缺点；（4）生产工艺较小丸简便，易于大生产。

例 3：茶碱微孔膜缓释小片

【处方】	片芯	茶碱	15g
		5% CMC 浆液	适量
		硬脂酸镁	0.1g
			共 1000 片
	包衣液 1	乙基纤维素	0.6g
		聚山梨酯 20	0.3g
	包衣液 2	Eudragit RL100	0.3g
		Eudragit RS100	0.6g

【制备】（1）制小片：无水茶碱粉末用 5%CMC－Na 浆制成颗粒，干燥后加入 0.5%硬脂酸镁，压成直径 3mm 的小片，每片含茶碱 15mg，片重为 20mg。（2）流化床包衣：分别用两种不同的包衣液包衣。一种包衣材料为乙基纤维素，采用聚山梨酯 20 为致孔剂，两者比例为 2∶1，用异丙醇和丙酮混合溶剂；另一种包衣材料为 Eudragit RL100 和 EudragitRS100。（3）最后将 20 片包衣小片装入同一硬胶囊即可。

【注解】 体外释药试验表明用聚丙烯酸树脂包衣的小片时滞短，释药速率恒定。狗体内试验表明，用 10 片不包衣小片和 10 片 Eudragit RL 包衣小片制成的胶囊既具有缓释作用，又有生物利用度高的特点。

（三）肠溶膜控释片

肠溶膜控释片是药物片芯外包肠溶衣的片剂。根据需要还可以再包上含药的糖衣层，含药糖衣层在胃液中释药，肠溶衣片芯胃液中不溶，而进入肠道后，衣膜溶解，片芯中的药物释放，因而延长了释药时间。肠溶材料目前常用的是 Eudragit L 和 Eudragit S 等多种型号，适合于不同 pH 肠段的释药。

（四）膜控释小丸

近年来膜控释小丸发展迅速，主要由丸芯与控释薄膜衣两部分组成，丸芯含药物和稀释剂、黏合剂等辅料。包衣膜与片剂相同，亦有亲水性薄膜衣、不溶性薄膜衣、微孔膜衣和肠溶衣。

三、渗透泵型控释制剂

渗透泵型控释制剂是利用渗透压原理制成，主要由药物、半透膜材料、渗透压活性物质和助推剂组成。渗透泵片是在片芯外包一层半透性的聚合物衣膜，用激光在片剂衣膜层上开一个或一个以上适宜大小的释药小孔。口服后胃肠道的水分通过半透膜进入片芯，使药物溶解成饱和溶液，因渗透压活性物质使膜内溶液成为高渗溶液，从而使水分继续进入膜内，药物溶液从小孔泵出。常用的半透膜材料有醋酸纤维素、乙基纤维素等。渗透压活性物质（Osmotic pressure active ingredients）起调节药室内渗透压作用，其用量与零级释药时间长短有关，常用氯化钠、乳糖、果糖、葡萄糖、甘露糖的不同混合物。助推剂亦称助渗剂，能吸水膨胀，产生推动力（Driving force），将药物层的药物推出释药小孔，常用的有聚羟甲基丙烯酸烷基酯、PVP 等。除上述组成外，渗透泵片中还可加入助悬剂、黏合剂、润滑剂、润湿剂等。

口服渗透泵片剂是目前应用最多的渗透泵制剂，根据结构特点分为单室渗透泵片、多室渗透泵片，还有一种拟渗透泵的液体渗透泵系统其渗透泵片构造和释药示意图如图 8－6 所示。双室渗透泵片适于水溶性过大或难溶于水

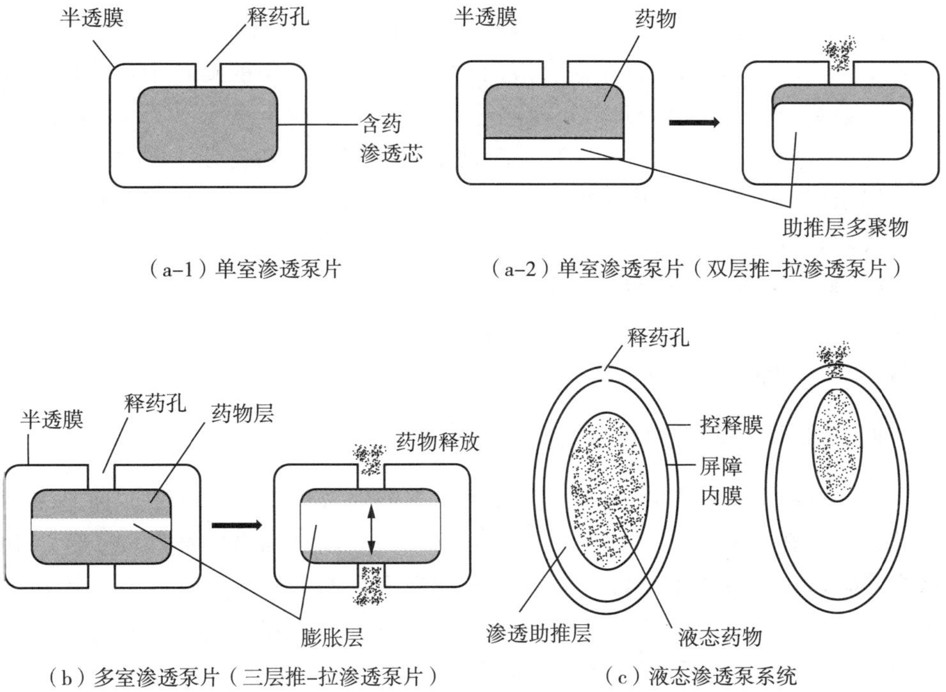

图 8－6　渗透泵片构造和释药示意图

的药物，而液体渗透泵系统适于制备软胶囊型渗透泵系统，它是在一层坚实的不透性衣壳内，设置一个受压可塌瘪的含液体药库。药库外包一层吸水可膨胀的亲水交联聚合物（如聚羟甲基丙烯酸烷基酯）作为渗透助推层，在体内通过吸收消化液，引起助推层膨胀产生流体压力，压缩药库内药液从释药孔输送出去。

例 4：硝苯地平渗透泵片

【处方】

药物层	硝苯地平（40 目）	100g	聚环氧乙烷（Mr2×10^5，40 目）	355g
	HPMC（40 目）	25g	氯化钾（40 目）	10g
	硬脂酸镁	10g		
助推层	聚环氧乙烷（Mr5×10^6，40 目）		170g	
	氯化钠（40 目）		72.5g	
	硬脂酸镁		适量	
包衣液	醋酸纤维素（乙酰基值 39.8%）		95g	
	PEG4000		5g	
	三氯甲烷		1960mL	
	甲醇		820mL	

【制备】 （1）片芯含药层的制备：将处方中 4 种固体物料置混合器中混合 15～20 分钟，用处方中混合溶剂 50mL 喷入搅拌中的物料中，然后缓慢加入其余溶剂继续拌 15～20 分钟，过 16 目筛，湿粒于室温下干燥 24 小时，加入硬脂酸镁混匀，压片。（2）片芯助推层的制备：制备方法同含药层，将含药层压好后，在上面压助推层。（3）压好双层片，用高效包衣锅包衣，包衣完成后，置 50℃处理 65 小时，然后用 0.26mm 孔径激光打孔机打孔。

【注解】 本品为硝苯地平双层推-拉渗透泵片，每片含药 30mg，含药层片为 150mg，助推层片 75mg，半透膜包衣厚 0.17mm，渗透泵片直径为 8mm。体外以恒定速率释药，体内产生平稳血药浓度。

四、双重缓释制剂

现在有很多的缓释制剂并不是采用单一的释放体系制备而成，而是多种释放体系结合，相互之间弥补不足，能有效提高制剂的有效性和安全性。如许多药物可以做成骨架型缓释制剂或膜控型缓控制剂，但是这些单一控释制剂存在产品批次之间的药物释放波动大，操作可控性相对较差等缺点，而骨架膜控双重缓释制剂可以有效解决以上问题。

骨架膜控双重缓释制剂一般由骨架型含药缓释微丸，膜控型缓释衣膜和含药速释层组成。其中含药速释层实现药物的快速释放和快速起效，骨架型含药缓释微丸和膜控型缓释衣膜则可以使药物平稳长效释放。并且可以通过控制包衣厚度或添加致孔剂来控制活性成分的释放速度，在微丸中添加骨架材料，可以控制活性成分的释放速度，同时能够使药物更好地包裹在内，不会出现因外层膜破裂造成药物大量释放的情况，进而减少不良反应，增加安全性和有效性，提高患者用药的顺应性。例如用于治疗前列腺增生所致的异常排尿症状的盐酸坦洛新缓释胶囊（齐索，浙江海力生制药有限公司）就是通过骨架缓释，膜控缓释和速释的相互结合所制备。该制剂提高缓释衣膜层中致孔剂的用量，降低缓释材料用量，用大孔膜扩散膜控方式来控制药物释放，使得药物能够平稳长久地释放，降低了毒副作用，克服了药物释放波动大，均一性差等缺点，具有快速、平稳、持续，生物利用度高，质量可控，批间药物释放度重现性好，安全长效等优点。在成人单次口服此药 0.2mg 后，可测得消除半衰期（$t_{1/2}$）（8.12±3.84）h，达峰时间 t_{max} 为（5.50±1.10）h，峰浓度 C_{max} 为（5.99±1.61）ng·mL^{-1}，可以看出由于其快速释放层 2h 内释药量大于 10%。因此通常患者只需要每天服药一次即可达到全天的控制和治疗效果，更为方便经济，安全长效。

第三节 缓控迟释制剂的质量评价

缓、控释制剂的质量评价主要包括体外溶出、药物的体内动力学和临床试验等方面。其质量研究与常规剂型相似，如外观性状、活性成分的含量测定、稳定性、溶出度等项目，但由于缓、控释制剂的特征是使活性成分定时定量的按设计程序输出，所以体外释放速率和体内吸收速率的测定比普通剂型更为重要，在缓、控释制剂的质量标准中这是必不可少的质量控制指标。

一、体外评价

缓、控释制剂的最重要的体外评价指标是释放度的评价，根据《中国药典》2020 年版缓、控释制剂指导原则的规定，缓、控释制剂的药物释放度试验可采用溶出度仪测定。溶出度仪有多种，《中国药典》目前仅有桨法、转篮法及小杯法三种，而《美国药典》还有往复吊桶法（reciprocating cylinder）和流通池法（low-through cell），尽管方法多，但应以简便、质量可控、更符合体内情况为原则。

（一）释放度试验方法

释放介质以除去空气的新鲜水最佳或根据药物的溶解特性、处方要求、吸收部位，使用稀盐酸（0.001～0.1mol/L）或 pH3～8 的磷酸盐缓冲液，对难溶性药物不宜采用有机溶剂，可加少量表面活性剂（如十二烷基硫酸钠等）。释放介质的体积应符合漏槽条件，一般要求不少于形成药物饱和溶液量的3倍，并脱气。缓释、控释制剂应研究不同pH条件下的释放，应选择与体内吸收特性最相关的pH作为质量控制的条件。

（二）取样点设计

除肠溶制剂外，体外释放度试验应能反映受试制剂释药速率的变化特征，且能满足统计学处理的需要，释药全过程的时间不应低于给药的时间间隔，且累积释放率要求达到90%以上。制剂的质量研究中，应将释药全过程的数据做累积释放率-时间的释药速率曲线图，制订出合理的释放度取样时间点。除另有规定外，从释药速率曲线图中至少选出3个取样时间点（表8-2）。

表8-2　缓释、控释制剂释放度考察取样时间点设计

取样时间点	累积释放率	作用
0.5～2h	约30%	考察是否有突释
中间取样时间点 t	约50%	确定释药特性
最后取样时间点 t	大于75%	考察释药量是否基本完全

（三）实验结果分析

为了直观地说明不同pH条件下药物释放的差异，缓、控释制剂的释放曲线最好做成三维图，即时间、pH与释放量。释药数据可用4种常用数学模型拟合，即零级方程、一级方程、Higuchi方程和Peppas方程，通过方程拟合来判断释药机制。

二、体内评价

缓控释制剂的体内评价的主要意义在于用动物或人体验证该制剂在体内的控制释放性能的优劣，评价体外试验方法的可靠性，并通过体内试验进行制剂的体内动力学研究，计算各动力学参数，为临床用药提供可靠的依据。主要包括生物利用度和生物等效性评价。

生物利用度（Bioavailability）是指剂型中的药物吸收进入人体血液循环的速度和程度。生物等效性（Bioequivalence）是指一种药物的不同制剂在相同实验条件下，给以相同剂量，其吸收速度和程度没有明显差异。《中国药典》规定缓、控释制剂的生物利用度与生物等效性应在单次给药与多次给药两种条件下进行。

单次给药（双周期交叉）实验目的在于比较受试者于空腹状态下服用缓、控释受试制剂与参比制剂的吸收速度和吸收程度的生物等效性，并确认受试制剂的缓、控释药物动力学特征。多次给药是比较受试制剂与参比制剂多次连续用药达稳态时，药物的吸收程度、稳态血药浓度和波动情况。参比制剂一般应选用国内外上市的同类缓释、控释制剂的主导产品，若系创新的缓、控释制剂，则应选择国内外上市的同类普通制剂的主导产品。其他要求可参考 2020 年版的《中国药典》。

三、体内外相关性

体内外相关性是由制剂产生的生物学性质或由生物学性质衍生的参数（如 $t_{\max}$，$C_{\max}$或 AUC），与同一制剂的物理化学性质（如体外释放行为）之间建立的合理的定量关系。缓、控释制剂要求进行体内外相关性试验，它应反映整个体外释放曲线与血药浓度-时间曲线之间的关系。只有当体内外具有相关性，才能通过体外释放曲线预测体内情况。

《中国药典》2020 年版将体内外相关性归纳为三种：(1) 体外释放曲线与体内吸收曲线（即由血药浓度数据去卷积而得到的曲线）上对应的各个时间点应分别相关，这种相关简称为点对点相关，表明两条曲线可以重合。(2) 应用统计矩分析原理建立体外释放的平均时间与体内平均滞留时间之间的相关。虽然体内平均滞留时间一样，但有可能产生很多不同的体内药-时曲线，因此平均滞留时间不能代表体内完整的血药浓度-时间曲线。(3) 将一个释放时间点（$t_{50\%}$，$t_{90\%}$ 等）与一个药代动力学参数（如 AUC、$C_{\max}$ 或 $t_{\max}$）之间单点相关，但它只说明部分相关。

《中国药典》2020 年版缓释、控释和迟释制剂指导原则规定，缓释、控释和迟释制剂体内外相关性，系指体内吸收相的吸收曲线与体外释放曲线之间对应的各个时间点回归，得到直线回归方程的相关系数符合要求，即可认为具有相关性。

（一）体内-体外相关性的建立

1. 体外累积释放率-时间的释放曲线

如果缓、控释制剂的释放行为随外界条件变化而变化，就应该制备两种供试品（一种比原制剂释放更慢；一种更快），研究影响其释放快慢的外界条件，并按体外释放度试验的最佳条件，得到体外累积释放率-时间的释放曲线。

2. 体内吸收率-时间的吸收曲线

根据单剂量交叉试验所得血药浓度-时间曲线的数据，对在体内吸收呈现单室模型的药物，可换算成吸收率-时间的体内吸收曲线，体内任一时间内药物的吸收率 F_a（%）可按以下 Wangner-Nelson 方程计算：

$$F_a = (C_t + kAUC_{0-t}) / kAUC_0 \times 100\% \qquad (8-21)$$

式中，C_t 为 t 时间的血药浓度；k 为消除速度常数。

双室模型药物可用简化的 Loo-Regelman 方程计算各时间点的吸收率。

（二）体内体外相关性检验

当体外药物释放为体内药物吸收的限速因素时，可利用线性最小二乘法回归原理，将同批试样体外释放曲线和体内吸收曲线上对应的各时间点的释放率和吸收率回归，得直线回归方程。如果直线的相关系数大于临界相关系数（$P<0.01$），可确定体内外相关。

当血药浓度（或主要代谢物浓度）与临床治疗浓度（或有害浓度）之间的线性关系明确或可预计时，可用血药浓度测定法，否则可用药理效应法评价缓、控释制剂的安全性与有效性。

第四节　自调式给药系统

药物是以制剂的形式用于治疗、预防和诊断疾病的。20 世纪 90 年代以来，药物剂型和制剂研究在高分子、医药学等学科的推动下发展非常迅速，已进入给药系统时代。研制具有长效、高效、靶向、低副作用等优良性质的新型给药系统已成为国内外研究热点。自调式给药系统，又称智能化给药系统，属于第五代剂型，可通过感应机体病变部位的温度、pH 值、化学物质和生物物质等环境信息的变化，实现药物的定点、定时、定量释放。

时辰生物学研究表明，人体的体温、血压、心率、血糖、激素分泌、心肾功能等，在每天的 24 小时中有周期性变化。近年来，时辰生理学的研究也表明，某些疾病的发作，也显示出生理节奏的变化。因此，可通过与生理节律同步的自调式释药技术，在疾病发作的高峰时期，能在体内自动释药，则疗效更好，特别适用于糖尿病患者对胰岛素的应用、恶性心律失常患者对抗心律失常药物应用，心绞痛患者对硝酸甘油的应用，育龄妇女对避孕药的应用。

自调式的释药技术可分为开环式和闭环式两种。开环式释药技术是通过外部的变化因素如磁性、超声、热、电的变化产生脉冲式的释放药物，闭环式技术对药物释放的控制是通过体内信息反馈机制达到，不需要任何外界干涉，主要有环境敏感型和物质敏感型。其释药速率控制机制就目前来说主要有以下几种：pH 敏感型、酶底物反应、pH 敏感型溶解度、竞争性结合、金属浓度等。

一、pH 感应型给药系统

人体内不同部位的 pH 值是不一样的，特定病灶也会引起局部 pH 值变化，因此，pH 感应型给药系统的研究引起了国际上广泛的关注和重视。pH 感应型控制释放系统由于具有对环境 pH 信息感知、信息处理以及响应执行一体化的“智能”，被认为可以用来实现体内不同消化部位和肿瘤部位的智能给药，实现药物的定点、定量、定时释放。

（一）pH 感应型交联水凝胶给药系统

pH 敏感水凝胶通常含有可离子化基团，如酸性的磺酸、羧酸基团，或碱性的伯胺、仲胺、季胺等。当环境的 pH 值发生变化时能够接受或给出质子。由于其酸碱性基团随溶液介质 pH 值变化能产生不同程度的离子化，引起不连续的溶胀体积变化，从而导致水凝胶性能的显著变化，显示出 pH 敏感性。通过改变外部溶液 pH 值和离子强度而控制水凝胶溶胀。

Gutowska 等人设计了一种挤压式水凝胶口服给药系统，通过利用温度/pH 敏感型水凝胶（N-异丙基丙烯酰胺/甲基丙烯酸丁酯/甲基丙烯酸二乙氨乙酯）和 pH 敏感型水凝胶的溶胀-退溶胀特性，达到药物的控制释放。聚阴离子（如 PAA）与芳香偶氮交联剂制得的水凝胶，可以用于结肠定位给药系统。这种药物在胃中的膨胀率最小，药物几乎不释放；在肠道中，随 pH 的升高，羧基逐渐电离，膨胀率增加；在结肠中，与水凝胶相交联的芳香偶氮交联剂被偶氮还原酶降解，药物释放出来。

（二）pH 敏感型脂质小囊

聚乙烯基丙烯酸（PEAA）对生理范围内的 pH 具有高度的敏感性，在近生理的 pH 时，发现 PEAA 在碱性溶液中呈膨胀的亲水性盘状结构，酸化时，即转换成紧密小球，这种结构也迫使 PEAA 链强烈吸附于脂质膜。为了接纳吸附的 PEAA 链，脂质双分子层出现重排，其最佳排列则是胶团，从脂质小囊转换成胶团，由于囊膜的屏障性质破坏，内容物既能迅速、定量释放出来。

由于异常酸化可在炎症部位或感染区域，或在某些肿瘤组织或局部缺血时出现，在 pH 7.4～6.5 范围内的 pH 敏感性对药物释放传递很有用。因为通过内吞被细胞摄取的脂质小囊中的药物可迅速释放至细胞质。经 PEAA 改造的脂质小囊对 pH 的敏感性可通过改变聚合物 Mr、组成和立体结构来调节。

（三）pH 敏感型脂质体给药系统

pH 敏感脂质体控制药物释放的原理是：当 pH 低时，脂肪酯羧基的质子化引起六角晶相的形成，导致膜融合从而达到控制药物释放。肿瘤附近的 pH 值比周围正常组织低，利用 pH 敏感脂质体载药可靶向释放到病变部位。应用不同的膜材或通过调节脂质组成比例，可制备出符合各种要求的 pH 敏感性的脂质体。Kim 等曾用 β-棕榈酰-γ-油酰-α-磷脂酰乙醇胺（β-palmitoyl-γ-oleoyl-α-phosphatidylethanolamide）和油酸制备了 pH 敏感型脂质体，从而使其成为对葡萄糖敏感的胰岛素控释系统。GOD 作为葡萄糖感应器将渗透的葡萄糖转化为葡萄糖酸从而使脂质膜破裂并释放出胰岛素。

（四）pH 感应型微囊膜给药系统

同交联水凝胶给药系统相似，pH 感应型微胶囊能够感应体内不同部位的 pH 值变化，在身体的特定部位释放药物。Rodriguez 等人设计了一种结肠靶向多微粒给药系统，这是一种把疏水性乙酸丁酯纤维素微球（CAB）包囊在 pH 敏感型肠聚合物中的药物剂型，再将药物包在 CAB 中。这种送达系统可以避免在低 pH 值的胃肠部位放药而实现在回肠末端和结肠区靶向给药。

（五）pH 感应型纳米球给药系统

pH 感应型纳米球是通过对纳米球亲水性表面进行适当的化学修饰，使其只在肿瘤部位放药，从而减少药物副作用，并保证肿瘤部位药物的有效浓度。其释放机理主要有两种：一是通过感应环境 pH 值变化产生的溶胀-退溶胀特性使药物扩散出来；另一种是通过感应环境 pH 值变化而进行降解。Potineni 等人研制了一种用于肿瘤选择性送达帕特西尼（抗肿瘤药物）的 pH 感应型生物降解聚合纳米球系统。药物释放实验表明，这种纳米球能够很快被细胞内化，并且由于细胞内较低的 pH 值很快释放药物。

二、温度感应型给药系统

（一）温度感应型水凝胶给药系统

温敏水凝胶通常具有一定比例的疏水相亲水基团，温度变化可影响这些基团的疏水作用以及大分子链间的氢键作用，从而使凝胶构象改变，发生体积相变。利用这种性质，将药物分子包埋或共聚键结合于聚合物网络中，通过调节温度实现药物控制释放。目前研究最多的 PNIPAAM 类水凝胶，其高分子链中既有疏水基又有亲水基。当温度较低时，亲水基团与水之间的氢键占主导，在水中呈良好的水化状态；随着温度的升高，氢键的作用力减弱，疏水基团的相互作用增强，水凝胶脱水收缩。实验表明，当温度为 40℃时，NIPPAM -丙烯酸共聚物水凝胶表面收缩，体积变化较大，将药物快速挤出；当温度降到 30℃时，凝胶膨胀，堵塞胶囊的释药孔，药物停止释放。这种装置被称为挤压式凝胶装置。

（二）温度感应型脂质体给药系统

应用温敏脂质体载药并结合病变部位升温可实现药物的靶向投递，其原理是某些脂质体具有特定的相变温度（T_c）。当环境温度低于 T_c 时，脂质体保持稳定；但当达到 T_c 时，脂质体磷脂分子由原来排列紧密的全反式构象变为结构疏松的歪扭构象，膜的流动性和通透性增加，包封的药物释放速度增大。刘同刚等人研制出的一种温敏阿霉素脂质体，在不同温度下释药率分别为：40℃以下小于20%，在相变温度附近突然升高，41℃和42℃分别为81.45%和81.6%，具有良好的温度感应控释特性，能实现药物在病变部位的靶向释放。

（三）温度感应型微囊给药系统

微囊膜由于其薄膜结构具有相对较快的环境感应速度，被认为更适合作为温度感应型药物载体。20世纪80年代，Okahata等人研制出最早的一种温度感应型微囊-多孔膜内覆有感温性双分子层的温度感应型微囊，依靠覆在聚酰胺多孔膜内的二烷基二甲铵亲水亲油双分子层的温度感应性，将其作为感温开关，从而实现温度感应控制释放。之后，他们还研制了一种在表面接枝PNIPAM的温度感应型微囊，也可达到温度感应控制释放的目的。

褚良银等人在2001年提出了一种在膜孔接枝PNIPAM“开关”的温度感应型控制释放微囊，利用膜孔内PNIPAM接枝链膨胀-收缩特性来实现感温性控制释放。当环境温度PNIPAM低临界溶解温度（LCST）时，PNIPAM链膨胀使膜孔呈关闭状态，囊内溶质分子释放速度慢；当$T>$LCST时，PNIPAM链呈收缩状态使膜孔开启，溶质分子释放速度变快。

三、血糖感应型给药系统

糖尿病是由于胰腺失去控制血糖浓度的能力所致。胰岛素是由胰腺的胰岛分泌的、控制血糖代谢的一种激素。血糖感应型胰岛素给药系统可以根据糖尿病人体内血糖浓度的变化而自动调节胰岛素的释放。这种智能化给药系统不仅可以随时稳定血糖水平、提高胰岛素利用率，而且可以延长给药时间、减轻糖尿病人的痛苦。大大降低糖尿症的并发症和使用胰岛素产生的不良反应。这种自调式给药系统一般由葡萄糖传感器及胰岛素控制释放器两部分组成。

（一）血糖感应型水凝胶控释系统

在水凝胶体系中包含pH敏感性可溶蚀聚合物，当聚合物溶蚀后，胰岛素释放。以加入葡萄糖氧化酶的微孔凝胶为外层，包裹含胰岛素的可生物溶蚀的pH敏感聚合物制成微囊。血糖扩散进入凝胶后，被葡萄糖氧化酶氧化为葡萄糖酸，使凝胶内pH降低，加速聚合物的溶蚀，胰岛素释放；体内血糖水平降低后，凝胶内的葡萄糖酸向外扩散使凝胶内的pH升高，控制胰岛素的释放，避免一般制剂的低血糖反应。

（二）血糖感应型胰岛素控制释放膜系统

Ito等人把聚丙烯酸接枝到多孔聚碳酸酯膜上，制成智能开关型pH感应膜，然后把葡萄糖氧化酶（GOD）固定到聚丙烯酸开关链上，使这种膜的开关根据葡萄糖浓度的变化而开启或关闭。在无葡萄糖的中性pH值环境下，聚丙烯酸链伸展而关闭膜孔，胰岛素释放速度慢；葡萄糖存在时，GOD催化葡萄糖生成葡萄糖酸，膜周围pH值下降，接枝链卷曲使膜孔开启，胰岛素释放速度迅速加快。Imanishi等于1995年研制出了一种智能化亲和膜型胰岛素释放系统，由于葡萄糖脱氢酶（GDH）在靠近外表面处具有活性中心，可以把产生的电子传递给亲和膜上的酶辅因子和电子传酶。胰岛素通过二硫键固定到非水溶性的聚甲基丙烯酸甲酯膜表面，当水溶液中有葡萄糖分子时，GDH氧化葡萄糖分子产生电子，电子还原了二硫键，胰岛素从亲和膜表面脱离，从而实现了胰岛素的葡萄糖感应释放。

（三）血糖感应型胰岛素控制释放泵系统

Siegel等利用一种能在pH值的驱动下发生突然溶胀变化的由甲基丙烯酸正烷基酯和甲基丙烯酸二甲氨基乙酯组成的聚合物，设计了一种自我调节式化学动力胰岛素控释智能泵，通过把血糖浓度的变化转变为机械动力从而使胰岛素从控释系统内释放出。

（四）血糖感应型纳米粒给药系统

Zion等用反相微乳液聚合方法制备了葡萄糖敏感型纳米粒。纳米粒包括葡聚糖、ConA、葡萄糖。葡萄糖敏感型实验表明胰岛素的包囊总量和释放受到葡聚糖交联程度的影响。另外，胰岛素随葡萄糖浓度的释放与葡萄糖敏感型颗粒的溶解程度相一致。结果表明此系统具有一定的前途，但仍需进一步增加交联程度和胰岛素的相应释放量。

（五）血糖感应型胰岛素控制释放基质系统

Yuk等人利用一种pH值敏感型和温度敏感型共聚物［甲基丙烯酸二甲氨基乙酯（DMAEMA）和乙基丙烯酰胺（EAAm）共聚物］作为葡萄糖敏感型聚合物，研制成了一种基质型葡萄糖感应式胰岛素释放系统。在葡萄糖存在时，GOD催化葡萄糖生成葡萄糖酸，使DMAEM-EAAm共聚物的二甲氨基基团质子化，引起聚合物低临界溶解温度上升，超过装有胰岛素的基质表面温度，从而使聚合物从表面离解，胰岛素从基质中释放出来。

Albin等开发出了另一种基质型胰岛素释放系统，该系统包括pH敏感型聚合水凝胶、固定在水凝胶中的GOD以及包埋在凝胶内的饱和胰岛素溶液。缺乏葡萄糖的情形下胺基去质子化，凝胶的溶胀程度较低，使胰岛素分子不至于扩散通过；葡萄糖存在时，GOD把葡萄糖氧化成葡萄糖酸使胺基质子化，由于质子化胺基间的静电斥力作用使聚合物的溶胀度增加，从而使胰岛素分子扩散通过。

（六）血糖感应型胰岛素控制释放微囊系统

conA具有与糖基结构互补的结合位点，可结合具有糖基结构的物质。Kim等根据这一性质制备了含伴刀豆球蛋白A（conA）和有生理活性的糖基化胰岛素（G-胰岛素）的疏水性微囊。血糖浓度低时，PHEMA 微囊中 G-胰岛素被束缚在 conA 蛋白上，不能扩散到微囊外的血液中；当血糖浓度偏高时，葡萄糖进入胶囊，与 G-胰岛素竞争结合 conA，从而 G-胰岛素被替换下来进入血液发挥药效；当血糖水平下降时，又会抑制这一取代反应，使 G-胰岛素停止释放。

另外，苯硼酸（PBA）基因可与含顺二醇结构的化合物共价络合，形成可逆共价络合物。大多数葡萄糖都有顺二醇结构，均能与硼酸盐形成络合物。基于这一性质，可用苯硼酸以共价键结合到水溶性聚合物链作为葡萄糖敏感分子，用硼酸盐共聚物（由 N-乙烯基-2-吡咯烷酮和间-氨基苯-硼酸形成的等共聚物）和聚乙烯醇制备葡萄糖敏感型络合物智能微囊。

四、磁场感应型给药系统

该系统是将药物与适当的磁活性成分配制在药物稳定系统中，在足够强的外磁场作用下，将载体定向于靶区，使其所含药物定位释放，集中在病变部位发挥作用。

（一）磁场感应型脂质体给药系统

磁性脂质体同时具备脂质体和磁导向药物化疗的优点，它是在脂质体中掺入铁磁性物质制成，通过外磁场对肿瘤实施引导定位治疗，在靶区产生持续高浓度药物，增强对肿瘤细胞的杀伤作用，而在非肿瘤部位分布很少，可降低毒副作用。日本的 Kubo 报道应用磁性阿霉素脂质体定向治疗舱鼠骨肉瘤。该小组用反相蒸发法制备纳米级的磁性阿霉素脂质体，结果显示，与不加磁场治疗相比较，该脂质体具有明显的抗肿瘤活性，可有效控制动物实体瘤生长而无明显副作用。

（二）磁场感应型微粒给药系统

磁性微粒是指含有磁性金属或金属氧化物的超细粉末而具有磁响应性的高分子微粒。李民勤等用共沉淀法将葡聚糖免疫磁性毫微粒作为复合靶向载体，药物以受控方式释放，然后在肿瘤组织细胞或亚细胞水平上发挥药效作用，而对正常细胞无太大影响。刘利萍等选用聚乙二醇作表面活性剂，采用化学共沉淀-超声分散法制备具有良好生物相容性、稳定性和磁响应性的水基磁纳米粒子作为靶向药物载体。

（三）磁场感应型微球给药系统

张玉等采用加热固化法将多柔比星与维拉帕米制成复方磁性微球制剂，药物的靶向性提高，抑制了多柔比星耐药性的产生和降低不良反应。邱广亮等采用乳化交联技术将磁性超微粒子及抗癌药物柔红霉素包埋于白蛋白内，化学交联固化后制得柔红霉素磁性白蛋白微球。该微球呈球形，平均粒径为

2～32μm，大小分布均匀，在0.06T磁场中具强响应性。

（四）磁场感应型纳米粒给药系统

李和平等在壳聚糖微球表面吸附顺磁性或超磁性的Fe_3O_4制备磁性壳聚糖微球固载5-氟尿嘧啶（5-FU），可携带药物至特定靶部位并控制释放而增大疗效。体外实验表明，此聚合物具有较强的磁响应性和良好的缓释性能。

五、应用酶和生物溶蚀性聚合物的自调式和触发式释药系统

（一）基于酶和底物的自调式释药

1. 尿素-尿素酶调节系统

因尿素酶能将尿素转换成NH_4HCO_3和NH_3 H_2O，使pH增高，采用的聚合物比较理想的为甲基乙烯基醚和马来酸酐的部分酯化的共聚物（PmvemA），它能通过表面溶蚀使其中药物释放（通过羧酸基团的解离而溶解），其溶蚀速率对外界pH值的很小变化即非常敏感。将氢化可的松分散于此类已基半酯聚合物，外面由含戊二醛交联剂固定的尿素酶水凝胶包围构成酶作用自调式释药系统。这种系统的药物释放主要取决于外界尿素的存在和浓度，没有治疗价值，但它是最早发表的化学控制自调式释药系统。

2. 葡萄糖氧化酶调节系统

此种给药系统系葡萄糖和葡萄糖氧化酶反应产生葡萄糖酸，使pH下降，因此需要能随pH降低而增加溶蚀速率的聚合物，可用于此目的的可能聚合物为聚原酸酯，其主链上含有pH敏感的键。对于自调式胰岛素释药系统，要求随外界pH而改变释放速率的时间应小于15min。可用N-烷基二乙醇胺和三乙醇胺制成主链中含叔胺基团的聚原酸酯，增加聚合物对酸的敏感性。

（二）抗体和半抗原作用控制的触发式释药

此类给药系统置于皮下或体内合适的部位，当周围组织中出现一特殊的分子时，它能进入系统，触发药物从系统中控速释放，由于此系统必须在体液复杂混合物中识别出特异的触发分子的存在，必须采用具有高度选择性的传感机制。用抗体可提供这种高度选择作用。因此，目前开发的此类系统是基于半抗原-抗体的相互作用。

这种系统的一个重要应用是戒阿片成瘾者的康复。阿片成瘾者经过治疗后，病人埋植含吗啡拮抗剂纳曲酮的系统，它可被吗啡触发，只要病人不用海洛因，此系统保持原状，没有纳曲酮释放出来。但病人服用海洛因后，它在体内迅速代谢出吗啡，即可触发该系统释放纳曲酮，置换受体中的吗啡，消除海洛因引起的欣快感等症状。

此类系统如被妊娠的首先症状人绒毛膜促性腺激素的出现所触发，则可

应用于计划生育。

Schneider 等设计的触发式给药系统是基于酶的可逆性失活作用。半抗原为吗啡，吗啡共价结合于酶（靠近其活性部位），然后与其抗体结合。因为抗体分子很大，因此从空间上阻碍了底物接近酶的活性部位，使酶失去活性。但有游离的半抗原存在时，与酶标记的半抗原竞争抗体，此复合物分解，结果使酶活化。

六、分子识别型给药系统

这种给药系统是通过智能材料对特殊分子的识别，达到对药物控释的目的。褚良银等人研制出了一种分子识别型控制释放微囊。该微囊具有多孔膜结构、并在膜孔中接枝有聚［异丙基丙烯酰胺-共-（苯并-18-冠-6-丙烯酰胺）］［poly-（NIPAM-co-BCAm）］线形链作为分子识别开关。微囊内溶质从该微囊中的释放特性明显受环境溶液中 Ba^{2+} 离子的存在与否所控制。当环境溶液中没有 $BaCl_2$ 分子存在时，由于微囊膜孔内接枝的 poly-（NIPAM-co-BCAm）聚合物链呈收缩状态而使膜孔开启，释放速度快；相反，当环境溶液中有 $BaCl_2$ 分子存在时，微囊膜孔内接枝的 poly-（NIPAM-co-BCAm）链呈膨胀状态，于是膜孔关闭，从而导致释放速度变得很慢。该微囊的分子识别型释放特性显示出了良好的可逆性和可重复性。

七、螯合剂的自调式释药系统

长期以来，急性和慢性的金属中毒和金属不平衡不能得到很好的治疗，因许多强的金属螯合剂都具有中毒症状，从而限制了其用药剂量，有的甚至禁止使用，而自调式调节释药速率可使螯合剂的浓度降至最低。此外，往往螯合剂本身的代谢和排泄与金属螯合过程无关。往往螯合剂还没能与重新分布出来的金属结合，本身已从体内排出或体内浓度已大大降低。例如去铁胺是目前唯一可用于治疗体内铁过量的药物，就是一个很明显的例子，它的血浆半衰期很短。如果采用恒速滴注泵，调节其给药速率至与铁结合和其代谢排泄相对速率相同时，则铁被螯合效果很好。因此对金属螯合剂自调式释药研究具有实际和学术的意义，

将螯合剂通过共价酯键与聚合物结合可组织起过快的排泄丢失。如聚合物-螯合剂结合物是水溶性的，同时其 Mr 很大，不能通过肾小球滤过，因此它可以保留在循环系统直到与金属螯合，螯合后，聚合物-螯合剂结合间裂解，而低分子的金属螯合剂排出体外。聚合物-螯合剂结合物逐渐失去螯合剂后，最终聚合物 Mr 降低至一定程度亦排出体外。水不溶性螯合剂，可与水溶性聚合物结合，埋植于皮下时，可作为一个贮库。它可在体内保留至其中螯

合剂残基失去而余下的聚合物溶解。

八、溶解度控制释放系统

这是一种利用胰岛素的溶解度依赖于 pH 设计溶解度控制释放系统，其反馈机制如下：当葡萄糖浓度增加时，葡萄糖与葡萄糖氧化酶之间的酶反应使聚合物微环境的 pH 值降低，胰岛素溶解度增加。由于释放速率是药物溶解度的函数，故胰岛素的释放速率亦增加。

要在生理 pH 值 7.4 条件下使上述机制成立，要求胰岛素的等电点为 7.4 或更高，但一般胰岛素的等电点为 5.3。因此当 pH 值从 7.4 降低时，胰岛素溶解度降低，释放速率也降低。此可通过采用三赖氨酰胰岛素，即含有三个赖氨酸基团的胰岛素来克服。三赖氨酰胰岛素的等电点为 7.4。大鼠试验表明此聚合物骨架可良好控制血中胰岛素浓度。

九、分子印迹技术在自调式给药系统中的应用

随着分子印迹技术的进步，分子印迹聚合物已被用于设计多种新型药物传递系统，包括缓控释给药系统、药物载体、刺激敏感型给药系统、靶向给药系统以及捕获系统。

到目前为止，分子印迹技术在自调式给药系统中的应用，主要集中在葡萄糖反馈性调节的胰岛素释放系统。以葡萄糖为模板分子的 MIPs 作为葡萄糖感应器。当环境中葡萄糖上升时，MIPs 与葡萄糖结合引起硼酸功能基团表观 PK_a 的变化，使得聚合物的溶解度迅速升高而促进胰岛素的快速释放。Matsumono 等以合成的苯硼酸衍生物为功能单体制备的 MIPs 能根据环境中葡萄糖水平、pH 以及温度的变化调节自身的膨胀状态从而调节胰岛素的释放。

案 例

《汤液本草·东垣先生用药心法》云："丸者缓也，不能速去之，其用药之舒缓而治之意也"，与汤剂相比，丸剂作用和缓，但持久，更适合慢性疾病或久病体弱的患者。丸剂的释药特点与现代制剂技术制备的缓控释制剂有异曲同工之妙。由于新辅料的开发、生产微丸在缓控释领域显示了独特的优越性被公认为是理想的缓释剂型之一，也是目前口服缓释控释固体制剂发展的新方向。

缓控释微丸是由药物与阻滞剂混合制成的小丸或者先制成普通丸芯而后再包缓控释膜而成的小型丸剂，直径在 0.5～1.5mm，可以装入胶囊或压成片剂等其他固体制剂供临床使用。酮洛芬（Ketoprofen，KPF）是具有苯丙酸结构的非甾体类抗炎药物，临床上常用于治疗各种关节疼痛等慢性疼痛，但其生物半衰期短（1.6～1.9h），有效血药浓度维持时间较短，而连续服药会

产生消化道溃疡等不良反应，单纯的肠溶制剂不能满足药物及时起效的要求。研究者将缓释微丸混合原药压片制备酮洛芬控释片，能够保证药物都迅速起效并实现缓释都目的。

我国的传统医疗技术博大精深，对中药制剂特色技术的创新，是知识技术和传统文化的传承。坚定文化自信，将传统剂型与现代技术结合是药学相关人才实现中药“守正创新，传承发展”的担当使命。

思考题

1. 简述通过控制扩散达成缓控释的基本原理和方法。
2. 简述影响口服缓控释制剂设计的因素。
3. 简述膜控型和骨架型缓控释制剂的区别。

参考文献

［1］国家药典委员会．中国药典［M］．北京．中国医药科技出版社，2020.

［2］朱颖，乔颖玉，杨钰娜，等．缓释制剂不同制备技术的研究及其应用进展［J］．中国医院药学杂志，2018，38（20）：2179－2184.

［3］陈荣，黄斌，陈碧波，等．缓释制剂表征及其释放度检测技术研究进展［J］．药物分析杂志，2016，36（11）：1904－1911.

［4］李鑫，张琦，赵莹莹，等．卡托普利脉冲片的制备及处方优化［J］．药学研究，2018，37（9）：516－519.

［5］王雄飞，王洁敏，孙奥琪，等．脉冲给药系统的释药机制及其剂型在药剂学的研究进展［J］．中国新药杂志，2016，25（6）：664－667.

［6］Adepu S，Ramakrishna S. Controlled Drug Delivery Systems：Current Status and Future Directions［J］. Molecules. 2021；26（19）：5905.

［7］Vilas S，Thilagar S. Formulation and optimisation of lamivudine-loaded Eudragit® S 100 polymer-coated pectin microspheres for colon-specific delivery［J］. IET Nanobiotechnol. 2021；15（1）：90－99.

［8］Cheng L，Gao S，Ouyang D，et al. Release Mechanism Between Ion Osmotic Pressure and Drug Release in Ionic-Driven Osmotic Pump Tablets（I）［J］. AAPS PharmSciTech. 2018；19（2）：803－811.

［9］Teixeira MT，Sa-Barreto LL，Taveira SF，et al. The Influence of Matrix Technology on the Subdivision of Sustained Release Matrix Tablets［J］. AAPS PharmSciTech. 2019；21（1）：8－13.

第九章　经皮给药制剂

第一节　概　述

经皮给药制剂（Transdermal drug delivery preparations）又称透皮给药制剂、经皮递药系统，是指药物以一定速率经过皮肤吸收进入人体循环系统发挥局部或全身治疗作用的制剂。经皮给药制剂具有悠久的应用历史，约公元前3000年，古埃及人已会采用树叶、草茎涂抹包扎皮肤伤口，这是经皮给药医学治疗的萌芽。约公元前1300年，中国的甲骨文中出现了中药经皮给药的文字记录，如《殷墟卜辞》中已有22种疾病采用了外治的治疗手段，其中中药治疗5种。中国古代最早的医学典籍《黄帝内经》中也有关于经皮给药治疗的记述，如“桂心渍酒，以熨寒痹”等。

现代经皮给药制剂起源于美国，美国食品药品监督管理局（U. S. Food and Drug Administration，FDA）在1979年批准上市了第一个经皮给药制剂—东莨菪碱贴剂（Transderm-Scop®）。随后FDA批准上市了硝酸甘油经皮给药贴剂（Nitroglycerin plaster，Deponit®）用于心绞痛的治疗。硝酸甘油通过改变递送方式使其在美国的销售额从1000万美元迅速增长至3.48万亿美元。研究人员预计在未来可能有1/3现有药物会通过经皮给药方式重回市场销售，进一步放大治疗潜力。口服、注射和经皮三大给药方式将形成“三足鼎立”的市场格局。目前经皮给药新剂型的研究发展迅速，物理、化学与药剂学多种促进药物经皮吸收技术联合应用是未来经皮给药发展的趋势。

一、皮肤的解剖结构

了解皮肤解剖学结构对熟悉药物经皮吸收机制十分必要。人体皮肤分为表皮层（Epidermis）和真皮层（Dermis）：表皮层由角质层、透明层、颗粒层、棘层和基底层组成；角质层（Stratum corneum）位于表皮层最外侧，厚度约为10～15μm，是大多数药物透皮吸收的主要屏障。角质层无细胞核和细胞器，由细胞间脂质隔开。角质层的结构类似“砖块与砂浆”模型（Brick and mortar model），充满角蛋白的角质细胞为“砖块”，细胞间脂质为“砂浆”。细胞间脂质由 50%的神经酰胺、25%的胆固醇、15%的游离脂肪酸以及少量磷脂以有序的片状形式排列，形成不透水的皮肤外层屏障。药物可通过分配至细胞间脂质的方式穿过角质层，离子、极性药物可通过角质层的水合作用通道穿过角质层。真皮层位于表皮层内部，厚度约为 3～5mm。真皮层与皮下组织无明显界限，内有大量的毛细血管、淋巴管及神经组织。此外，皮肤组织中还有大量的附属器，如毛囊和腺体（皮脂腺、汗腺）。毛囊和腺体在表皮有管状开口并深入真皮层，发挥调节体温、分泌汗液和皮脂等作用。

二、药物的经皮吸收途径

药物经皮吸收途径分为经表皮途径（Transepidermal route）和经附属器途径（Appendageal route）。经表皮途径是大多数药物经皮吸收的主要途径。药物透过表皮角质层后，进入活性表皮，进一步扩散至真皮层，最终被毛细血管吸收进入体循环。经表皮途径包括细胞途径（Trancellular route）和细胞间质途径（Intercellular route）。细胞途径指药物穿透角质细胞达到活性表皮区域。细胞间质途径指药物通过角质细胞间的细胞间隙路径到达活性表皮。由于药物穿过角质细胞时需要经过亲脂性细胞膜和亲水性细胞质的多次分配，因此经细胞途径吸收的药物量较少。大部分药物通过细胞间质途径被吸收进入深层的活性表皮或真皮层。

经附属器途径吸收是药物经皮吸收另一种重要方式。人体皮肤的毛囊、皮脂腺和汗腺等附属器面积占人体皮肤面积 1%左右。药物开始经皮吸收时，首先会通过附属器途径，所以药物经附属器途径吸收的速度较表皮途径更快。但当药物经皮吸收达到饱和时，经附属器吸收药物的量比例大幅降低。经附属器途径吸收途径是离子型药物和极性强的大分子药物透皮吸收的主要途径。

三、影响药物经皮吸收因素

（一）生理因素

1. 年龄

人出生至成年，表皮和真皮不断增厚且面积不断增大。具体表现为表皮细胞层数增多，角质层变厚，真皮纤维由稀疏转为致密。人的表皮和真皮厚度分别在 20 岁和 30 岁达到顶峰，后随年龄增长逐渐变薄萎缩。药物在老年人皮肤中的吸收速率显著小于年轻人。

2. 性别

男性皮肤的厚度大于女性。此外，相对于男性，女性皮肤的角质层脂质随年龄变化更为显著。男性和女性的皮肤对药物吸收速度和程度存在差异。

3. 部位

人体不同区域的皮肤对药物吸收的速率是不同的，这是由于不同区域皮肤内角质层细胞数目、真皮组织厚度、附属器数量、皮下血管分布和血流速度、毛发密度等存在差异。此外，不同区域的皮肤角质层蛋白和类脂组成也存在一定差异，这也会影响药物在皮肤中吸收的速率。通常，人体不同区域皮肤的药物吸收速率顺序为：阴囊＞耳后＞前额＞下巴＞头皮＞腹＞手臂＞腿＞胸＞脚底。

4. 种属

在药物经皮吸收研究中，常使用一些动物皮肤模拟人体皮肤内药物吸收情况。由于不同动物（大鼠、小鼠、豚鼠、兔子、猪）的真皮与表皮的厚度，附属器数目、毛发数目有较大差异，因此各种动物的皮肤透过性能也存在较大差异。裸鼠的皮肤无毛发，易于获得，是一种常用的皮肤模型。2～3 月龄的猪皮肤解剖结构与人皮肤最为接近。大鼠、豚鼠、兔子皮肤的药物透过性高于猪皮肤。

5. 皮肤状态

皮肤在受到物理损伤、化学试剂损伤、烫伤、烧伤后，表面的正常角质层结构会被破坏，进而导致药物经皮吸收速率大幅提高。当皮肤存在炎症反应时，皮下血流速度加快，药物被快速分布，使皮肤表层与深层的药物浓度差加大，也会使药物经皮吸收速率提升。皮肤角质层吸收水分会导致组织膨胀软化，产生水合作用，角质细胞间隙紧密程度发生降低，这有利于亲脂性药物的经皮吸收。一般温度升高会提升药物的透皮吸收速率，主要因为温度升高加速了药物在皮肤角质层中扩散速度和皮下血流速度。

（二）药物因素

1. 药物分子的理化性质

由于角质层细胞和角质细胞间类脂双分子层的存在，脂溶性药物更易通过角质层。药物穿过角质层后，会进入活性表皮层、但活性表皮内水分比例较大，脂溶性过大的药物难以在活性表皮组织分布，因此药物油水分配系数与皮肤组织的通透性之间关系表现为先升高后降低的抛物线关系。当药物的油水分配系数为 1～3 时，亲水亲脂性能适中，此时药物透过皮肤性能较好。

表皮的 pH 值为 4.2～5.6，真皮的 pH 值为 7.4 左右。有机药物多为弱酸或弱碱，弱酸或弱碱型药物在不同的 pH 值下会发生解离作用形成离子型药物。离子型药物的透皮效率较低，药物的解离会降低透皮效率。因此根据弱酸或弱碱型药物的 pKa 值设计给药系统合适的 pH 值，调节药物解离程度，提高分子型药物比例，有助于提升药物的透皮效率。

熔点低（<250℃）的药物分子晶格能较小，药物在给药系统基质中的热力学动能较大，更易透过皮肤。

当药物分子存在与角质或真皮细胞表面受体结合的配体时，药物透皮效率降低。当药物分子与角质层细胞间类脂形成氢键时，药物的透皮效率降低。

2. 药物分子的大小与形状

药物分子大小与形状会影响药物的透皮性能。当药物分子量较大，如大于 500 时，药物透过角质层的效率发生降低。药物分子在角质层中的扩散效率近似遵循 Stoke-Einstein 定律：

$$D=kT/(3\eta\pi d)$$

式中，D=扩散系数，k=波尔兹曼常数，T=绝对温度，η=黏度，d=分子半径。

由公式可知，药物分子半径越大，药物的扩散效率越低。当药物分子体积较大时，其对药物扩散效率影响更为显著。由于非线性分子比线性分子具有更大的分子半径，因此线性分子比非线性分子更易透过角质细胞间的类脂双分子层。

（三）剂型因素

一般经皮给药系统中的药物释放速度越快，越有利于药物的透皮吸收。药物在制剂中的释放速度受药物与基质间亲和力的影响。制剂基质对药物的亲和力不能过强，否则药物难以从制剂基质中溶出进入皮肤组织。

给药系统内 pH 值会影响有机弱酸或弱碱药物的解离程度。对于弱酸性药物，给药系统的 pH 值越小（偏酸性），未解离药物的比例越大。对于弱碱性药物，给药系统的 pH 值越大（偏碱性），未解离药物的比例越大。未解离的分子型药物较离子型药物更易透过皮肤。

第二节 促进药物经皮吸收的技术

一、化学方法

（一）透皮吸收促进剂（percutaneous penetration enhancers）

在制剂中添加透皮吸收促进剂可以提高药物的经皮吸收性能。第一个专业的透皮吸收促进剂——氮酮（Azone®）于 1976 年获得专利。随后，一系列的 C10～12 链长的两亲性透皮吸收促进剂被开发上市。理想的透皮吸收促进剂应具有以下特点：①透皮吸收促进剂不与药物发生化学反应；②透皮吸收促进剂应无毒、无皮肤刺激性、无过敏性；③透皮吸收促进剂可快速从皮肤上清除；④透皮吸收促进剂与其他药物辅料有良好的相容性；⑤颜色美观，无不良气味。

透皮吸收促进剂可通过多种机制共同作用发挥促进药物经皮渗透功能。透皮吸收促进剂使角质层内的脂质层结构变得松散，脂链流动性增强。一些透皮吸收促进剂还可通过改变角蛋白的构象，使角质层发生肿胀或水合作用；或作用于角质细胞间桥降低角质细胞间的连接作用，破坏角质层的紧密结构。某些具有表面活性的透皮吸收促进剂可通过增加难溶性药物在给药系统中的溶解度提高药物的透皮效率。溶解-物理化学-热力学理论认为，透皮吸收促进剂性能与分子的溶解度参数、物理化学相互作用和热力学活性有关。目前透皮吸收促进剂的促吸收机理仍在不断研究中。

常用的透皮吸收促进剂有以下几类：

醇类。乙醇、丙二醇、异丙醇是经皮制剂中最常用的短链醇类促渗剂。乙醇、丙二醇可通过增加药物在皮肤中的溶解度或通过改变皮肤脂质有序排列增加药物经皮渗透性。但乙醇存在快速蒸发的缺点，一旦乙醇在皮肤表面蒸发后，就会失去促渗能力。丙二醇还是透皮制剂常用的保湿剂。

氮酮。通常称月桂氮酮，是第一个专门为透皮吸收设计的促进剂。研究人员在20世纪80～90年代对氮酮开展了广泛的研究。氮酮结构中包含一个与C12链相连的极性七元环头基，油水分配系数为6.21，有着强亲脂性，其可以与皮肤脂质发生紧密相互作用，增强皮肤表面脂质流动性。氮酮在经皮制剂中常用浓度为1%～5%。

脂肪酸酯类。肉豆蔻酸异丙酯是透皮制剂中最常用的脂肪酸酯类促渗剂。肉豆蔻酸异丙酯通过改变角质层堆积和流动性提高药物渗透量。肉豆蔻酸异丙酯与N-甲基吡咯烷酮合用可降低毒性，产生协同促渗作用。其他脂肪酸酯也被应用于经皮给药乳膏剂和贴剂中，如油酸甲酯、油酸乙酯、单月桂酸甘油酯、棕榈酸异丙酯等。

二乙二醇单乙醚。商品名称Transcutol®，具有刺激性低，安全性高的特点。在经皮制剂中，可作为药物增溶剂和强效透皮吸收促进剂。二乙二醇单乙醚对某些亲脂药物有药物储库作用，已被应用于多种外用剂型，如乳膏、乳胶、泡沫、凝胶和软膏剂，在眼部、鼻内递送系统中也有应用。

油酸。油酸被认为是通过打破皮肤脂质层有序排列和增加脂质流动性发挥促渗作用。油酸在经皮制剂中浓度一般低于10%。

N-甲基-2-吡咯烷酮。N-甲基-2-吡咯烷酮对极性、非极性药物均有较好的促渗作用，但N-甲基-2-吡咯烷酮对人体皮肤会引起红斑等皮肤毒性，限制了其进一步开发利用。

萜烯类。天然来源的萜烯类成分可通过改变角质层脂质流动性和药物在角质层中的分布增强药物分子的皮肤渗透性。与合成类透皮吸收促进剂相比，萜烯类促渗剂具有毒性较低的优势。目前已研究的萜烯类经皮促进剂包括茴香脑、薄荷脑、桉树脑、樟脑、冰片等。如冰片是龙脑香科植物龙脑香的树脂和挥发油加工品提取获得的结晶，是近乎纯的右旋龙脑，冰片的促透作用主要在角质层，可能由于改变脂质分子的排列和增加其流动性有关。中药挥发油中多含有萜烯类物质，发挥理气、镇痛、祛风和开窍功效，属于天然促透剂，也是近年来研究的热点。中药挥发油类透皮吸收促进剂主要源于解表药、理气药和开窍类中药。

表面活性剂类：表面活性剂可与皮肤中脂质发生作用，破坏脂质层结构，从而增加药物的皮肤渗透量。但许多阳离子表面活性剂，如苯扎氯铵、苯扎氯铵等有皮肤刺激性，因此不适宜作为透皮促进剂。某些阴离子表面活性剂，如十二烷基硫酸钠可能会引起皮肤刺激与损伤。非离子表面活性剂的皮肤刺激性低于离子型表面活性剂，常用的皮肤促进剂有聚氧乙烯烷基醚（Brij）和聚氧乙烯脱水山梨糖醇脂肪酸酯（Tween）系列。

（二）离子对（ion pairs）

离子型药物不易透过富含类脂的皮肤角质层。当加入与药物带有相反电荷的物质时可形成离子对，药物形成离子对后易穿过角质层。当离子对扩散至活性表皮内的水性区域时，离子对可解离成带电荷的分子继续向真皮扩散。如强脂溶性药物：双氯芬酸、氟比洛芬可与有机胺形成离子，大幅提高其经皮透过量。

二、物理方法

通过物理方法促进药物经皮吸收正受到越来越多的关注。物理促透技术有助于扩大经皮给药的药物范围，如促进蛋白质类、肽类、核酸类药物经皮吸收。物理促透方法可与化学促透方法联合使用，达到精密控制经皮吸收的目的。物理促透法包括微针、超声导入、离子导入、电穿孔技术等。

（一）微针技术（microneedles）

1971 年 Gastrel 和 Place 开发了固体微针和中空微针，使微针成为一种新型的经皮给药方式。微针是通过微制造技术制成极为精巧的微细针簇，针体一般高 10～2000μm、针体底座宽 10～50μm。微针给药技术很大程度上避免了传统经皮给药药物难以吸收的问题，同时可以提高患者的顺应性，具有无痛、便捷的优势。目前已获批上市的微针产品有 MicronJet600 微针、微针疫苗 Soluvia® 等。微针的经皮吸收促进机制为通过微针的穿刺作用对皮肤角质层造成轻度的物理损伤，在皮肤角质层上形成直径为微米级的孔道，药物经过孔道促进吸收，适合核酸类、多肽类、蛋白疫苗等生物技术药物的给药。

微针材料介导的透皮给药需要满足以下条件：①微针材料具有足够的机械强度可以穿透皮肤屏障；②微针材料具有生物相容性并且不会引起皮肤刺激或免疫反应；③微针材料可以控制药物释放速度，以提供长时间的持续释放性能。微针材料的性质，如溶解度、分子量、黏度、浓度和空气含量，会影响微针的机械强度、稳定性、载药和药物释放曲线。

根据微针负载、释放药物方式的不同，微针主要分为5类（图9-1）：固体微针、涂层微针、空心微针、可溶性微针和水凝胶微针。固体微针一般以硅、金属、陶瓷或不溶于水的高分子材料为基质材料，通过不同的切割工艺将这些基质材料切割成圆锥或棱锥状的针体。固体微针预处理皮肤后形成微米级通道，然后移除微针装置，再将常规制剂如溶液、乳膏或贴剂等应用到刺穿的部位从而增加药物的渗透。固体微针具有较高的机械强度和储存稳定性，但生物相容性和剂量精度较差，固体微针重复使用可能增加感染风险。

涂层微针是一种将药物涂覆于固体微针表面的微针类型。涂层微针在破坏角质层后，创造了供药物进入皮肤的微小通道。由于涂层微针载药量小，且涂层后可能影响微针锐度，因此涂层微针多应用于疫苗接种，在微针表面覆盖纳克或微克级别剂量的抗原触发免疫反应。制备涂层微针包括制备固体微针、配制药物溶液、将药物涂覆于微针表面3个步骤。

空心微针是指内部为空心结构的微针，类似于皮下注射，药物通过空心结构所形成的微通道穿过角质层，将大分子活性化合物精确输送至表皮、真皮层，并且通过与注射器或者微泵等药液驱动装置连接，可实现快速给药和对药物输送速率的控制。与皮下注射相比，空心微针可以增加患者的顺应性，减少患者对针头的恐惧，但空心微针制作成本较高，需要较高的技术支持。利用空心微针皮内递送疫苗、纳米颗粒疫苗、胰岛素和核酸等药物有着日益广阔的应用前景。空心微针能极大提高透皮给药的速率，且给药剂量较大、递送准确，并能提高患者的依从性和方便给药。目前已有少量空心微针上市应用于疫苗接种、胰岛素给药、核酸递送、眼部给药等方面，如Micronjet、Intanza、Debioject等。

可溶性微针是指以可溶性高分子材料为基质，可溶解于皮下组织液的微针。通过破坏角质层，将基质内药物释放，递送至真皮层，进而被吸收至血液中。其中常用的高分子材料有聚乙烯吡咯烷酮（Polyvinylpyrrolidone，PVP）、透明质酸（Hyaluronic acid，HA）、聚乙烯醇（Poly vinyl alcohol，PVA）、羧甲基纤维素（Carboxymethyl cellulose，CMC）及其钠盐（Sodium CMC，CMC-Na）、聚乙二醇（Polyethylene glycol，PEG）、壳聚糖（Chitosan，CS）、甲基乙烯基醚和马来酸酐共聚物等。可溶性微针具有溶解速度可控，可保持长时间的药物释放的特点。与固体微针相比，可溶性微针具有给药步骤简单，减少材料的消耗等优点。但可溶性微针的载药量有限和对角质层的穿刺能力较低。

水凝胶微针由可膨胀的交联聚合物组成，插入皮肤后，水凝胶微针膨胀吸水，药物溶解在水凝胶体系中，然后通过疏松的孔径进入机体，实现药物的经皮传递。水凝胶微针也可作为提取细胞间质液的一种方法。与其他类别微针相比，水凝胶微针可通过形成储库的方式提高微针的载药量。但也存在疏松的水凝胶移除后留下的微孔过大，恢复时间较长，容易感染等问题。

目前一些研究者将微针与新型经皮给药载体，如脂质体、微乳、纳米粒、微囊等结合，显著提高了药物经皮吸收的速率，也取得了较好的透皮给药疗效。

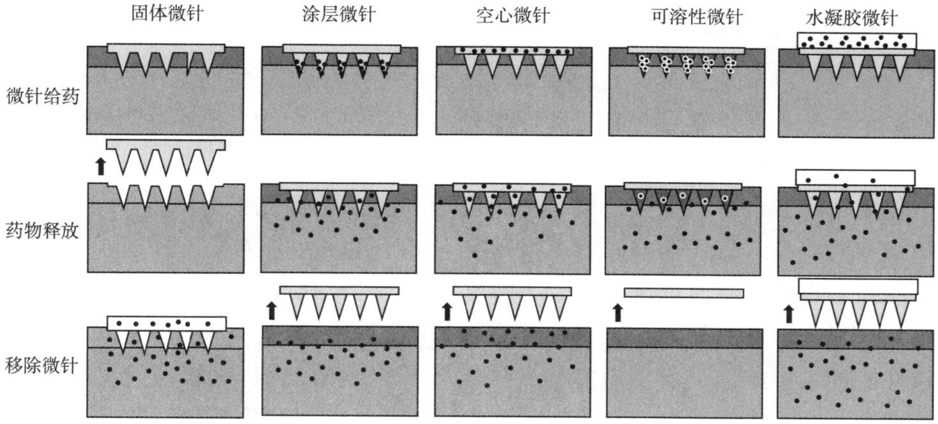

图 9－1 微针经皮给药系统作用示意图

（二）超声导入技术（Sonophoresis）

超声导入属于物理促渗法，超声导入促渗机理有两种：一种是超声引起角质层的结构变化，另一种是超声诱发通过皮肤附属器的对流传递。Mitragotir（1995）提出超声导入可能的机理包括四个方面：①空化效应（气泡的产生与振荡）；②热效应（温度升高）；③对流传递；④力学效应（由超声诱发的压力变化）。如在低频超声的空化效应作用下，皮肤角质层的脂质双层结构无序化，水分子向角质细胞渗透形成了亲水性通道，药物可经水性通道加速转运。超声促进药物经皮渗透性能受超声频率、超声强度、超声时间、药物性质等因素影响。

（三）离子导入技术（Iontophoresis）

离子导入技术是利用电流将带电或中性药物离子经由电极定位导入皮肤，进入局部组织或体循环，从而增加药物经皮渗透率的一种物理方法。当皮肤上附加电流后，一方面通过在角质层两侧产生电压差，为药物分子经皮肤进入皮下微循环系统提供了动力；另一方面，电流诱导引起皮肤孔道结构的可逆性改变，使皮肤渗透性增加，从而使局部药物浓度保持在较高水平，然后通过血液、淋巴循环缓慢地分布于全身，减少了药物使用剂量，延长药物作用时间。

通常情况下，离子型药物仅有6%～9%能通过皮肤被动吸收进入机体，而在电场作用下可达到90%～92%，药物渗透率明显升高。药物的透过量与电流强度成正比，但从安全角度考虑，临床上电流强度应控制在0.5mA/cm^{2}以下。离子导入适用于离子型和大分子多肽类药物的经皮给药，因为可通过调节电流大小来控制离子型和大分子多肽类药物的经皮导入速率。除电流强度外，影响离子导入的因素还有药物浓度、治疗部位、电场持续时间、介质pH、药物解离性质等。

（四）电穿孔技术

电穿孔技术是在皮肤上施加短时高脉冲电压使皮肤角质层产生瞬时可逆的亲水性孔道。角质层在高压脉冲作用下产生的新孔道具有三个特性：①瞬时，孔道是在脉冲期内产生；②可逆，孔道经一段时间后可恢复皮肤自然屏障作用；③亲水，亲水性药物可通过孔道渗透。电穿孔引起的药物转运途径包括弯曲途径和直线途径。弯曲途径指亲水性物质通过脂质域传递，而直线途径是亲水性物质通过角质细胞和脂质域上的“电孔洞”直接传递。

电穿孔脉冲的脉冲数、脉冲率、脉冲电压、脉冲宽度等参数会对经皮渗透性能产生影响。在药物中掺加一些大分子化学增强剂，可进一步提高电穿孔脉冲的经皮渗透效率，如在甘露醇中掺加肝素、葡萄糖-硫酸盐、中性葡萄糖或聚赖氨酸等。此外，将电穿孔技术与离子导入、超声等复合运用，也有助于进一步提升透皮性能，但需要注意高密度电流引起皮肤红肿、发热、灼伤等安全性问题。

三、药剂学方法

药剂学方法主要借助于凝胶、液晶、微米或纳米药物载体，包括微乳、微囊、脂质体、醇脂体等改善穿透皮肤的能力。这里主要介绍溶致液晶、脂质体、醇脂体和传递体技术。

（一）溶致液晶（Lyotropic liquid crystal）

溶致液晶指一定浓度的两亲性分子溶解在极性溶剂（多为水）中自发堆积形成的体系。超过临界胶束浓度的两亲性分子在极性溶剂中会自组装或相互缔合，形成层状、球状或圆柱状的胶束。随着两亲性分子的浓度不断增加，各种形态胶束按一定规律进行排列，从而形成溶致液晶。

近年来溶致液晶作为药物载体，在经皮给药领域被广泛研究。主要是由于溶致液晶：①具有良好的生物黏附性和较低的流动性；②有助于促进药物穿过角质层屏障进入深层皮下组织；③具有良好的药物包裹适用性，对极性药物和非极性药物，大分子药物和小分子药物，复杂成分的中药提取物及中药复方均具有显著载药优势；④立方相和六角相液晶属于热力学稳定体系，具有良好的稳定性；⑤液晶材料脂质分子与细胞磷脂双分子层类似，生物相容性较好。

按照两亲性分子在极性体系中的排列方式，溶致液晶可分为层状相液晶、立方相液晶、六角相液晶。层状相液晶指在体系内部，两亲性分子与水平行排列形成层状堆积结构，两亲性分子与水在一维方向上表现出有序的层状排列结构特点，宏观表现为较小的黏度及良好的流动性。层状相液晶在大量水中稳定性较差，易转变为立方液晶或六角液晶。立方相液晶是由两亲性分子形成的球形胶束在三维空间上进行立方堆积所形成的液晶结构。立方相液晶在体系中完全分隔开水性通道和脂性通道，具有黏度大，流动性差，可在大量水中稳定存在的特点，宏观上表现为凝胶状，是经皮缓释给药的良好载体。

六角相液晶是由两亲性分子形成圆柱形胶束在三维空间上进一步平行六角堆积形成的液晶结构。六角相液晶的流动性介于层状液晶和立方相液晶之间，也具有缓释给药载体特性。立方相液晶和六角相液晶均包括正相和反相两种：正相的亲水基团位于胶束外表面，疏水基团位于内部；反相的亲水基团位于胶束内部，疏水基团位于胶束外表。两亲性分子与溶剂形成哪种相态的溶剂液晶受两亲性分子的结构、HLB 值、溶剂性质、温度、pH 及添加物性质等因素影响。目前形成溶致液晶的两性物质材料常见两类：一类是脂肪酸盐、油酸盐、烷基磺酸盐等，其长链疏水基团与亲水部分如羧基、磺酸基相连；另一类为两亲性化合物，如磷脂类、单油酸甘油酯（Glyceryl monooleate，GMO）、油醇甘油酸酯（Oleyl glyceride，OG）及植烷三醇(Phytantriol，PT)、表面活性剂等。GMO 具有良好的生物相容性和生物可降解性，口服或外用的毒性和刺激性均较低，安全性较好。此外，为了获得更好的载药释药性能，还可对液晶材料进行衍生化改性。如在 GMO 分子或 GMO 形成的溶致液晶纳米粒表面键合交联一些功能性分子（氨基酸、多糖等），可使载药液晶的体内稳定性、透皮渗透性、生物黏附性及靶向性大幅提高。也可在液晶体系中通过引入稳定剂（泊洛沙姆 407、维生素 E 聚乙二醇琥珀酸酯等）提高液晶材料性能，从而改善所形成液晶体系的稳定性。

溶致液晶的制备方法也会影响溶致液晶的类型及稳定性。溶致液晶的制备方法有前体注入法和机械搅拌法。前体注入法是指先将液晶材料溶解于适量溶剂中，搅拌使其形成前体溶液，该前体溶液透明且黏度较低，再将前体溶液缓慢地滴入水相中，搅拌混匀，或继续高压均质制得溶致液晶。机械搅拌法是指在加热条件下将液晶材料及稳定剂熔融，将该共熔物缓慢地滴加到过量的预热水相中，机械搅拌混匀，而后再经过高压均质或超声粉碎后制得溶致液晶。

综上，溶致液晶载药范围广、控释能力强、生物粘附性好、对皮肤无刺激，且可通过进一步研究溶致液晶制备过程中的参数条件来更精准地调控其载药能力，具有开发为经皮给药制剂的潜力。对于生物大分子、中药提取物或中药复方的经皮递送，溶致液晶的载药包容性使其具有很大的研究空间与发展潜力。

（二）脂质体

脂质体是一种主要由磷脂双分子层构成的，具有类似生物膜结构的微型囊泡。1980年，脂质体首次被报道可以用于经皮给药发挥局部作用，能够提高曲安奈德在作用部位的浓度。1988年载有益康唑的脂质体凝胶在瑞士、意大利、比利时等国家上市销售。

由于皮肤屏障的存在，一般认为普通脂质体不能够以完整的脂质结构透过皮肤角质层。普通脂质体主要与皮肤角质层的脂质发生相互作用，改变角质脂质结构，降低角质层的屏障功能，从而发挥类似于皮肤吸收促进剂的作用。这一作用与磷脂的饱和度有关，不饱和磷脂，如蛋磷脂、大豆磷脂等能够促进药物分配进入角质层的脂质结构，而饱和磷脂，如二硬脂酰磷脂酰胆碱无这一作用。脂质体膜的流动性会影响脂质体与皮肤的相互作用。与饱和磷脂相比，不饱和磷脂的相变温度更低，呈液晶相，流动性更好，不饱和磷脂与角质层脂质更易发生相互作用。胆固醇含量对脂质体的透皮性能影响不大。脂质体可以通过毛囊和皮脂腺通道进入皮肤深层。有研究发现带正电荷和两性电荷的脂质体经毛囊透皮递送效率更高。在经表皮途径中，由于皮肤角质层脂质双分子层中负电荷脂质比例较高，一般认为负电荷脂质体在皮内的滞留量比正电荷脂质体量更多，而带正电荷脂质体更易于跨越皮肤屏障。

为了促进脂质体进入或透过皮肤屏障，除了常规脂质体以外，还有一些新型脂质体被进行探索性研究，如醇质体、传递体等。

（三）醇质体（ethosome）

2000年，Touitou首次报道了醇质体。醇质体由磷脂、高比例乙醇（或丙二醇）和水所组成。由于在脂质膜添加了高浓度醇，脂质膜的相变温度下降，使得醇质体的变形性优于常规脂质体，因此具有较好的透皮吸收效果。醇质体的微观形态一般为球形或类球形的囊泡，具有单室或多室结构，与脂质体相似。一般当乙醇体积分数比例较高时的醇质体粒径相对较小，而磷脂质量分数比例高时醇质体粒径相对较大。

醇质体的皮肤通透性与乙醇比例密切相关。乙醇作为经皮促渗剂，可以紊乱角质层的“砖块与砂浆”结构，使磷脂层的流动性增强，细胞间隙变大。

有研究表明经醇质体处理后的巴马小型猪皮肤，其 T_m 和焓值相对较低。醇质体处理后的角质层的磷脂结构由稳态变为非稳态，但并未对角质层的显微结构和超微结构造成损伤。高体积分数的乙醇还有助于改善药物溶解度，结合醇质体自身变形性，更有利于药物渗入皮肤深层组织。此外，乙醇的加入会改变脂质膜的电荷性质和带电量，所产生的静电排斥作用有助于醇质体的分布稳定。通常健康皮肤表面带负电，通过电荷间的亲和作用可以增加药物的滞留效果。

许多研究均发现，醇质体的透皮渗透性优于药物的乙醇溶液，这说明醇质体导致的皮肤通透性增加不仅靠乙醇发挥作用，而是囊泡、乙醇、皮肤脂质协调配合的结果。单纯的乙醇溶液会导致角质层肿胀和角蛋白间隙增加，而醇质体无这一作用。在醇质体经角质层渗透过程中，一部分的醇质体会与浅层角质组织融合；而另一部分的醇质体则会穿过角质细胞间隙，在穿透角质层的过程中释放药物，使药物单独渗透到皮肤深层。

（四）传递体

Cevc 等报道了一种能够增加透皮吸收的新型脂质纳米载体——传递体。传递体通过在脂质膜中添加表面活性剂显著提高脂质膜的流动性和变形性，促进了载体通过变形从角质层细胞间通道透过角质层屏障。在传递体中添加的表面活性剂被称为边缘活性剂（Edge activator），包括司盘、吐温、脱氧胆酸钠、胆酸钠以及中药活性成分等。边缘活性剂易在高曲折区聚集，使传递体变形需要克服的表面能大幅降低，从而使传递体具有高度变形能力。传递体的变形能力比普通脂质体高 5 个数量级。传递体的透皮机制为渗透梯度和水合力理论，受内向水化压力和自发脱水压力差的驱动。传递体涂于皮肤表面后，因蒸发失去水分，传递体依靠渗透压梯度向含水量更丰富的皮肤深层移动。

第三节　经皮给药制剂的体内外吸收评价

一、体外经皮吸收评价

经皮制剂的体外吸收研究通常采用扩散池装置进行考察。将剥离的皮肤或高分子材料膜置于扩散池内，药物给予皮肤角质层一侧，在规定的时间内测定皮肤另一侧接收介质中的药物浓度，考察药物的经皮透过动力学，得出扩散系数、透过系数、时滞等参数。

根据研究目的可以选用不同类型的扩散池。常用的扩散池由供给池

(Donor cell) 和接收池 (Receptor cell) 组成，分为卧式和立式两种。卧式扩散池用于药物溶液的经皮渗透基本性质考察。立式扩散池主要用于贴剂、软膏剂、凝胶剂等体外透过性质考察。接收池内或下侧放有搅拌装置以避免在皮肤表面产生扩散边界层。扩散池夹层温度应和皮肤表面温度一致。

体外经皮透过试验常用的动物皮肤包括兔、大鼠、豚鼠、乳猪、猴等。2～3 个月龄的乳猪和猴的皮肤与人体皮肤的透过性相近。兔，大鼠的皮肤透过性大于人体皮肤。人与动物不同部位的皮肤厚度差异见表 9－1。动物皮肤用前需去毛处理，应避免使用硫化钠溶液等脱毛剂，因为碱性脱毛剂会破坏皮肤角质层，改变皮肤的通透性，可用剪毛器或剃毛刀处理短毛发。

表 9－1　人与动物不同部位的皮肤厚度差异

皮肤种类	皮肤部位	角质层	活性表皮	全皮
人	前臂	17	36	1.5
猪	背部	26.4	65.8	3.43
猪	耳部	10	50	1.3
小鼠	背部	5	13	0.8
无毛小鼠	背部	8.8	18	0.41
大鼠	背部	18	32	2.09
无毛大鼠	背部	15.4	28.3	0.86

体外试验时接收液应满足漏槽条件。常用的接收液有生理盐水、磷酸盐缓冲液等。接收液应有适宜的 pH (7.2～7.3) 以及等渗。对于一些脂溶性强的药物，可在接收液中加入醇类和非离子型表面活性剂，如在生理盐水中加入 20%～40% PEG 400。

药物透过是一个被动扩散过程，符合 Fick 扩散定律。常用的药物经皮透过特征参数有扩散系数 (D)、经皮透过系数(P)、药物稳态透过速率(J_s) 与时滞(t_L)。以上参数可从累积通透量(M) -时间(t) 数据中求算出。若给予皮肤表面的药物是饱和系统，扩散过程中的药物浓度保持不变，将皮肤看作一个均质膜，则 $M-t$ 的关系为：

$$M=\frac{DC'_0 t}{h}-\frac{hC'_0}{6}-\frac{2hC'_0}{{}^2\pi}\sum_{n=1}^{\infty}\exp\left(-\frac{Dn^2\pi^2 t}{h^2}\right) \qquad (9-1)$$

式中，C'_0为皮肤最外层组织中的药物浓度；D 为皮肤中药物的扩散系数 (cm^2/s)；h 为皮肤厚度；n 为根据计算精度而定的 1 到 ∞ 的整数。

当时间足够长达到扩散稳态时，公式(9－1) 右边的第三项可以忽略，则

$$M=\frac{DC'_0t}{h}\left(t-\frac{h^2}{6D}\right) \quad (9-2)$$

公式(9－2) 表示药物通过皮肤的扩散达到稳态时的 $M-t$ 关系。

鉴于皮肤最外层组织中的药物浓度 C'_0 不易测得，而与皮肤接触介质中的药物 C_0 可知，当 C'_0 与 C_0 达到平衡后，可由分配系数(K) 求得 C'_0，即

$$C'_0=KC_0 \quad (9-3)$$

将公式(9－3) 代入式(9－2) 中，可求得稳态透过速率(J)。

$$J=\frac{dM}{dt}=\frac{CKC_0}{h} \quad (9-4)$$

式中，J 为 $M-t$ 曲线的直线部分的斜率。式(9－4) 中的 DK/h 为通透系数(P)，公式可简写成

$$J=PC_0 \quad (9-5)$$

若皮肤内表面所接触的不满足“漏槽条件”，则药物透过速率与皮肤两侧的浓度差 ΔC 成正比，即

$$J=P\Delta C \quad (9-6)$$

$M-t$ 曲线的直线部分延伸与时间轴相交截距为时滞 t_L。

$$t_L=\frac{h^2}{6D} \quad (9-7)$$

三、经皮制剂的体内药物动力学评价

经皮给药制剂的生物利用度(F) 的测定方法有血药法、尿药法和血药加尿药法，这里对血药法进行介绍。

对受试者分别给予经皮给药制剂和静脉注射剂，分别测定经皮给药制剂和静脉给药的血药浓度，根据血药浓度-时间曲线下面积(AUC) 计算 F。

$$\text{经皮肤吸收量}=Cl\cdot AUC_{TDDS} \quad (9-8)$$

$$Cl=\frac{D_{iv}}{AUC_{iv}} \quad (9-9)$$

$$F=\frac{Cl\cdot AUC_{TDDS}}{D_{TDDS}}=\frac{AUC_{TDDS}}{D_{TDDS}}\cdot\frac{D_{iv}}{AUC_{iv}} \quad (9-10)$$

式中，Cl 为药物的总清除率；D_{TDDS} 为经皮给药制剂的剂量；D_{iv} 为静脉注射的剂量；AUC_{TDDS} 为经皮给药测得的 AUC；AUC_{iv} 是静脉给药测得的 AUC。

思考题

1. 简述药物经皮吸收的途径。
2. 简述物理促透技术在药物经皮递送中的应用。
3. 简述药剂学促透技术在经皮递送中的应用。

案 例

德国 Dermaroller 是第一款上市微针产品，用于医美行业的皮肤皱纹、红斑、水肿、色素沉着和瘢痕的预防与治疗。Dermaroller 针体规格有 0.2mm、0.5mm、1.0mm、1.5mm，可根据不同使用需求选用合适的针体长度。Nanosoft 是 Fillmed 与 NanoPass 公司联合开发用于医美行业的一款微针注射器，针头由 3 个 0.6mm 的中空金字塔形组成，采用的注射技术被称为 MicronJet600。该技术采用中胚层疗法，注射后在真皮层内部形成"药物储库"，发挥药物缓释递送作用。Nanosoft 大约比普通注射针头小 3 倍，减少了眼周等敏感区域对注射的不良感受。美国 BD 公司开发的 Soluvia 微针注射器，针体长度约 1.5mm，通常用于蛋白类生物制品的递送，例如胰岛素、干扰素、生长激素疫苗等，也能用于高活性的小分子药物，如吗啡、美洛昔康、抗肿瘤药等递送。Soluvia 微针给药全程不接触神经而无痛感或痛感较轻，可重复多次使用。3M 公司开发的微结构透皮给药系统（Microstructured transdermal system，MTS）具有数百个针头的微针阵列，针头长度 1mm 左右。MTS 针体采用 VI 级医用高分子材料，能穿透角质层，实现无痛给药。MTS 目前主要用于疫苗和胰岛素递送，给药时贴附于皮肤表面，10 分钟后撕去即完成了药物递送过程。

参考文献

[1] 方亮．药剂学：第 8 版 [M]．北京：人民卫生出版社，2016.

[2] 刘卫，冯年平．经皮给药纳米技术 [M]．北京：中国医药科技出版社，2020.

[3] 冯年平，朱全刚．中药经皮给药与功效性化妆品 [M]．北京：中国医药科技出版社，2019.

[4] 梁秉文，刘淑芝，梁文权．中药经皮给药制剂技术：第 3 版 [M]．北京：化学工业出版社，2017.

[5] 陈军，李钰，苏曼．中药经皮给药脂质体的研究与展望 [J]．南京中医药大学学报，2019，35 (5)：8.

[6] Niu XQ，Zhang DP，Bian Q，et al. Mechanism investigation of

ethosomes transdermal permeation [J] . International Journal of Pharmaceutics, 2019, 100027.

[7] Lane ME. Skin penetration enhancers [J] . International Journal of Pharmaceutics, 2013, 447: 12 - 21.

[8] Chen J, Jiang QD, Chai YP, et al. Natural Terpenes as Penetration Enhancers for Transdermal Drug Delivery [J] . Molecules, 2016, 21: 1709.

[9] Andrej Kováõik, Monika Kopeõná & Kateřina Vávrová. Permeation enhancers in transdermal drug delivery: benefits and limitations [J] . Expert Opinion on Drug Delivery, 2020, 17 (2): 145 - 155.

第十章 靶向给药制剂

第一节 概 述

一、定义

靶向给药制剂即靶向制剂亦称靶向给药系统（Targeting Drug Delivery System，TDDS）。是指利用载体通过循环系统将药物浓集于或接近靶器官、靶组织、靶细胞或细胞内结构的一类制剂，可显著提高疗效并降低对机体其他组织、器官及全身的毒副作用。

德国科学家保罗·埃利希（Paul Ehrlich）于1906年提出了“魔术子弹(magic bullet)”这一概念，该“魔弹”能将药物精确定位于体内病灶部位，在发挥治疗作用的同时避免对其他正常组织器官的损伤。但是于分子生物学、细胞生物学和材料科学等发展的局限性，在一定程度上限制了靶向制剂的发展。直到20世纪70年代末，随着细胞生物学、分子生物学、药物化学及材料学等学科的飞速发展，促进了医药研究者对靶向制剂的深入研究，人们才开始比较全面地研究靶向制剂。对于普通制剂而言，药物的体内分布取决于药物的性质，通常情况下，药物在体内的分布较为均匀，这种非作用部位的药物分布，均会产生一定的毒副作用，尤其是抗肿瘤药物，其对正常细胞也具有较大的副作用。因此，越来越多研究者借助制剂手段将药物定向输送至病灶部位或产生治疗作用的部位，减少药物在非作用部位的分布，最终达到提高药效并降低毒副作用的目的。制备靶向制剂是近年来药剂学研究的重点及热点之一。

二、靶向制剂的特点

与普通制剂相比，靶向制剂给药后最突出的特点是可利用载体将治疗药物最大限度地运送到靶部位，使治疗药物在靶部位的浓度较高，可达到普通制剂的数倍乃至数百倍，并维持较长时间，治疗效果显著提高。同时，由于治疗药物在机体其他组织部位的分布量较普通制剂减少，药物的毒副作用及不良反应会显著降低，从而达到高效低毒的目的，进而提高药物的安全性、有效性、可靠性和患者的顺应性。虽然近年来靶向制剂的研究取得了一定进展和突破，但目前靶向制剂的制备和临床应用上仍存在一定问题，其中最为突出的为靶向制剂还不能实现药物完全浓集于作用部位，只能提高药物在作用部位的相对分布，亟须在后续的研究中尽快解决。

靶向制剂为药物高浓度浓集于某些特定部位提供了一种安全有效的给药途径，理想的靶向制剂应具备以下要素：（1）良好的靶向性，即靶向制剂在进入体内后可迅速达到作用部位，且迅速释放药物并达到有效药物浓度，在达到作用部位之前药物释放量应尽量少或无释放；（2）控制释药，有高于最小治疗浓度的药物滞留在作用部位并维持一定时间，以发挥治疗作用；（3）载体材料应具有生物可降解性及良好的生物相容性，对于静脉注射给药的靶向制剂，应具有良好的血液相容性。

三、靶向制剂的分类

靶向制剂依据不同的标准有不同的分类，目前多采用的有以下几种分类方法。

（一）按药物分布水平分类

按药物在体内分布水平将靶向制剂分为三级，一级靶向（First-order Targeting）：指药物到达特定的靶器官或靶组织，如靶向至肾脏或肺黏膜组织的靶向制剂；二级靶向（Second-order Targeting）：指药物到达靶组织或靶器官内特定的细胞；三级靶向（Third-order Targeting）：系指药物到达靶细胞的特定细胞器。

（二）按递药原理分类

按递药原理分类，可将靶向制剂分为被动靶向制剂、主动靶向制剂和物理化学靶向制剂。

被动靶向制剂（Passive Targeting Preparations），即自然靶向制剂，指药物利用药物载体制成微粒（如脂质体、微囊、微球等），通过正常生理过程根据机体内不同部位对不同粒径微粒具有不同滞留性而产生靶向富集的制剂。如载药微粒进入体内后被单核-巨噬细胞系统的巨噬细胞（尤其是肝的 Kuepfer 细胞）摄取，通过正常生理过程运送至巨噬细胞比较丰富的肝、脾等器官和组织。

主动靶向制剂（Active Targeting Preparation）系指以修饰的药物载体作为“导弹”，将药物定向地运送到靶部位浓集发挥药效。如载药微粒经表面修饰后，不被巨噬细胞识别而能避免巨噬细胞的摄取，避免药物在巨噬细胞比较丰富的器官和组织浓集。

物理化学靶向制剂（Physical And Chemical Targeting Preparations）指应用某些物理化学方法如磁性、温度、电场及 pH 值等可使药物在特定部位发挥药效的一类制剂。如应用磁性材料与药物制成磁导向制剂，在足够强的体外磁场引导下，通过血管到达并定位特定靶部位；或使用对温度敏感的载体制成热敏感制剂，在热疗的局部作用下，使热敏感制剂在靶部位释药。

（三）其他分类

按给药途径的不同可分为口腔给药系统、直肠给药系统、鼻腔给药系统、结肠给药系统、皮肤给药系统及眼给药系统等。按作用部位不同可分为脑靶向制剂、肝靶向制剂、肾靶向制剂、淋巴靶向制剂及结肠靶向制剂等。

第二节　靶向制剂递药原理

一、被动靶向制剂

被动靶向制剂在体内的分布取决于微粒的粒径大小。较大的微粒往往由于机械截留作用分布到相应组织，如动脉注射＞12μm 的微粒，可阻滞于毛细血管床，到达肝脏、肾或其他肿瘤器官中；粒径 7～12μm 的微粒通常被肺部毛细血管以机械滤过方式截留，被巨噬细胞摄取进入肺组织或肺泡；而＜7μm 的微粒一般被肝脏、脾中的巨噬细胞吞噬而富集于这两个组织；100～200nm 的微粒很快被巨噬细胞吞噬最终富集于肝 Kunffer 细胞溶酶体中；而 200～400nm 的微粒集中于肝脏后迅速被清除；50～100nm 的微粒可进入肝实质细胞中，50nm 的微粒可通过肝内皮细胞或通过淋巴传递到脾和骨髓中。基于这种原理，可以将药物制成不同大小的微粒实现对于不同器官组织的靶向。

微粒的表面性质、微粒表面电荷、表面疏水性质和表面吸附大分子的不同，可以达到不同的器官以实现靶向不同部位。如吞噬细胞系统对微粒的识别和摄取主要通过微粒表面的调理素和吞噬细胞上的受体完成。若微粒表面为亲水性，则不易被调理素调理，能在血液中长期循环，但若吸附了免疫球蛋白，则其表面具有疏水性，易于被吞噬而迅速从血中消除。带负电的微粒易于被肝的单核巨噬细胞系统吞噬而滞留于肝，带正电的微粒易被肺毛细血管截留而滞留于肺。

二、主动靶向制剂

（一）前体药物

前体药物（Prodrug）指将具有药理活性的原型药物与前体基团通过共价

结合得到偶联物，新生成的活性药物衍生物本身无活性或活性低于原型药物，在体内经化学反应和酶反应使上述结合键断裂，使活性原型药物再生而发挥其治疗作用。前体药物在特定的靶部位再生为母体药物的基本条件是：(1) 使前体药物转化的反应物或酶应仅在靶部位存在或表现出活性；(2) 前体药物能同药物受体充分接触；(3) 有足够量的酶以产生足够量的活性药物；(4) 产生的活性药物应能在靶部位滞留，并不进入循环系统产生毒副作用。有些前体药物由于不够稳定，或者由于在体内转运受到阻碍，可再制备其衍生物，称为双重前体药物，美国 FDA 批准上市的前药制剂，见表 10－1。

表 10－1　美国 FDA 批准上市的前药制剂

药　名	商品名	抗　体	连接子	适应证
Gemtuzumab ozogamicin	Mylotarg	吉妥珠单抗	酸敏感的腙键	急性髓细胞性白血病
Brentuximabvedotin	Adcetris	本妥昔单抗	酶裂解的 VC 二肽	CD30 阳性霍奇金淋巴瘤
Ado-trastuzumab emtansine	Kadcyla	曲妥珠单抗	不可断裂的硫醚	HER2 阳性乳腺癌
Inotuzumab ozogamicin	Besponsa	依托珠单抗	酸敏感的腙键	B 细胞急性淋巴细胞性白血病
Polatuzumab vedotin-piiq	Polivy	polatuzumab	酶裂解的 VC 二肽	弥漫性大 B 细胞淋巴瘤
Enfortumab vedotin	Padcev	enfortumab	酶裂解的 VC 二肽	晚期或转移性尿路上皮癌
Trastuzumabderuxtecan	Enhertu	曲妥珠单抗	可裂解的四肽	不能切除或转移的 HER2 阳性乳腺癌

抗癌药物前体药物：一般情况下，肿瘤组织的特点是 pH 值低、缺氧、谷胱甘肽（Glutathione，GSH）浓度高、活性氧（Reactive Oxygen Species，ROS）水平高、酶活性独特如碱性磷酸酯酶和酰胺酶浓度高。酸触发药物释放通过应用 pH 敏感的可生物降解的化学键实现，主要包括缩醛键、腙键和硅醚键。如缩醛键连接的紫杉醇和聚乙二醇-聚丙烯酸嵌段共聚物（PEG-PAA）前药在酸性的内吞体/溶酶体中药物快速释放。某些抗癌药物制成磷酸酯或酰胺类前体药物可在癌细胞再生发挥作用。

研究指出肿瘤组织环境中 GSH 浓度可达 2～10mmol/L，而正常组织中 GSH 的浓度仅为 2～10μmol/L。由于肿瘤组织内 GSH 的浓度远高于正常组织，GSH 是一种在细胞质中产生的由谷氨酸、半胱氨酸和甘氨酸组成的一类三肽，巨大的 GSH 浓度差可设计一系列可被 GSH 还原而断裂的前药制剂。主要包括二硫键、二硒键、单硫键和单硒键等，其中二硫键是最常见的连接纳米载体和抗肿瘤药物的还原响应型化学键。利用二硫键桥连的 PEG-Block-Dendritic Polylysine 喜树碱高分子前药体外释放实验显示，在磷酸盐缓冲液中，该高分子前药在 5d 内都没有释放任何的喜树碱。然而在二硫苏糖醇（Dithiothreitol，DTT，类似于谷胱甘肽的一种强还原剂）存在下，喜树碱能够迅速释放。此外一些肿瘤能产生大量纤维蛋白酶原活化剂，可活化血清纤维蛋白溶酶原成为活性的纤维蛋白溶酶。故将抗癌药物与合成肽连接，成为纤维蛋白酶的底物，可在肿瘤部位使药物再生。

脑部靶向前体药物：血脑屏障（Blood Brain Barrier，BBB）是中枢神经系统内的一种特殊结构，能够保护大脑免于血液循环中有害大分子及病原体的侵害。然而，这一屏障同时也限制了药物递送的效果，并成为脑部疾病的新药开发过程中最严峻的挑战之一。脑部靶向释药对于治疗脑部疾患有重大意义。多数药物由于脂溶性小而难以透过血脑屏障，一些药物虽然有足够亲脂性，能够进入脑部，但这种药物也易于进入其他组织器官，产生不必要的毒副作用。故前体药物的脑靶向前体药物设计主要是指含羟基、羧酸、氨基等结构的脂溶性差的药物通过酯化、酰胺化、氨甲基化、醚化等化学反应制成脂溶性较强的前体药物，进入后，其亲脂性基团被水解而释放出活性药物。目前比较成功的脑靶向前体药物是氧化-还原脑内释药系统，已用于多巴胺、雌醇、青霉素等药物的脑内特异释药。其基本原理是药物与二氢吡啶连接，形成的前体药物亲脂性强，能进入脑内，在脑内二氢吡啶经 NAD/NADH 辅酶系统氧化成为难以跨过血脑屏障的季铵盐而滞留其中，经脑脊液的酶或化学反应水解，缓慢释放药物而延长药效；而在外周组织形成的季铵盐由于亲水性强，迅速经胆、肾消除，全身毒副作用明显降低。

结肠靶向前体药物：结肠为大肠的一部分，位于盲肠和直肠之间，且大肠产生的细菌浓度远高于消化道其他部位的细菌浓度，利用结肠部位细菌分泌的独特酶（如偶氮还原酶、葡萄糖苷酶、β-半乳糖苷酶、β-木糖苷酶、脱氨基酶等）能降解一些化学键的特性，可设计出不同载体的菌群触发型结肠靶向前体药物。将药物与生物可降解的高分子（或小分子）载体偶联后制成的分子衍生物，经口服给药后，利用结肠菌群生物分泌的特异性酶降解，使自身偶联键断裂而定位释放出原形药物，达到靶向治疗作用。

（二）抗体介导主动靶向制剂

单克隆抗体简称单抗，是由一种识别特定抗原决定簇的杂交瘤细胞株分泌，具有特异性强、灵敏度高等特点。将肿瘤相关抗原的单克隆抗体与抗癌药物相连接，通过抗原-抗体结合的生物特异性相互作用，将药物定向输送至肿瘤部位，减少对正常细胞的杀伤，降低化疗药物的毒副作用。抗体导向药物治疗已在动物模型和临床试验中显示出较强的抗肿瘤活性。Qin 等以抗人甲胎蛋白单克隆抗体与马钱子碱纳米粒为材料，制备出具有靶向特点的马钱子碱抗体纳米粒（Bbrucine Immuno Nanoparticles，BIN）。实验结果表明，与马钱子碱和马钱子碱纳米粒相比，BIN 对肝癌细胞迁移的抑制作用最强；BIN 能特异性靶向肝细胞膜，具有较强的抑制肝癌细胞生长的时间依赖性和剂量依赖性。

抗体介导的主动靶向制剂可以将抗体与载药微粒连接，如免疫脂质体、免疫纳米球、免疫微球等，其中免疫脂质体研究最为广泛，将抗体导入脂质体膜有 3 种方法。第一种方法适用于亲脂性抗体，它们可直接构建到脂质膜中，不需要化学合成；第二种方法是脂质体组分（二棕榈酰基磷脂酰乙醇、磷酸乙醇胺）与抗体的官能团（巯基或羟基）发生反应，从而连接在一起。常用偶联方式有形成硫醚键、二硫键、酰胺键及腙键等；第三种策略仅限于足够小的分子，大多数是半抗原。半抗原是指具备免疫反应性但没有免疫原性的不完全抗原，进入体内后能与特定肿瘤细胞的表面蛋白作用，诱导免疫应答，从而起到杀伤肿瘤细胞的作用。

（三）受体介导主动靶向制剂

利用某些器官和组织上特定的受体可与其特异性的配体或抗体发生专一性结合的特点，将药物或药物载体与配体或抗体结合，从而将药物导向特定的靶组织。目前研究较多的受体主要有转铁蛋白受体、叶酸受体、白介素受体、表皮生长因子受体、去唾液酸糖蛋白受体、低密度脂蛋白受体等，有些受体已证实可作为特定肿瘤靶向的靶点，提高主动靶向效率。针对这些受体，常用的配体包括糖蛋白、脂蛋白、转铁蛋白、叶酸等。

1. 去唾液酸糖蛋白受体介导靶向制剂

去唾液酸糖蛋白受体（Asialoglycoproteinreceptor ASGPR），又名肝凝集素，也称为半乳糖受体，是第一个被鉴定的哺乳动物凝集素，一个正常成熟的肝细胞大约有（1～5）$\times 10^5$ 个受体分子，约 10％的 ASGPR 表达于细胞膜。ASGPR 能专一性地识别结合末端带有半乳糖残基（Galactose，Gal）和 N－乙酰氨基半乳糖基残基（N-acetylgalactosamine，Gal NAc）的寡糖蛋白，使其在肝细胞中进行代谢。研究表明大部分的肝癌细胞表面有 ASGPR 的表达，因此利用 ASGPR 介导，设计肝靶向给药系统，将抗肿瘤药物靶向递送到肝癌细胞，实现抗肿瘤药物的细胞靶向。ASGPR 介导的肝靶向给药研究主要集中在肝炎、肝癌的治疗，仝一丹制备了多烯紫杉醇半乳糖化胆固醇配体脂质体。体内研究显示，经半乳糖配体修饰后的脂质体在大鼠体内分布速率加快，在血液中的清除速度加快，且药物在小鼠肝脏中的累积明显大于其他器官。

2. 转铁蛋白受体介导靶向制剂

转铁蛋白受体（Transferrin Receptor，TfR）是一种跨膜糖蛋白，其功能是通过与转铁蛋白的相互作用介导铁的吸收。在正常细胞中，受体的表达水平较低，由于快速生长的肿瘤细胞对铁的需求量增加，肿瘤细胞（如肝癌、乳腺癌、胰腺癌、神经胶质瘤等）中转铁蛋白受体的表达显著增加。转铁蛋白受体在肝癌细胞上的数量明显高于正常细胞，与转铁蛋白的亲和力也较高。研究证明，以转铁蛋白作为肝靶向配体，大大提高了药物治疗效果。早在1987年，Fishman等就已证明转铁蛋白可以通过TfR介导跨越血脑屏障；1995年Pardridge等验证了与转铁蛋白融合的免疫球蛋白抗体能够通过与TfR结合而增加其脑内摄取。目前，转铁蛋白受体是基于受体介导途径的脑靶向传递策略中研究最广泛的受体。在全身的血管系统中，转铁蛋白受体仅在组成血-脑屏障成分之一的脑毛细血管内皮细胞表面表达，因此关于转铁蛋白作为脑靶向头基的研究引起了人们的广泛关注。

3. 叶酸受体介导靶向制剂

叶酸（Folic Acid，FA）是人体所必需的小分子天然B族维生素，叶酸受体（Folate Recetor，FR）：一种糖基化磷脂酰肌醇（Glycosyl Phosphatidylinositol，GPI）连接的膜糖蛋白，相对分子量38000～40000，对叶酸及其类似物有极高的亲和力，且具有饱和性、特异性及可逆性。其在肿瘤细胞膜高度表达，而在多数正常组织中几乎不表达。利用叶酸受体在肿瘤细胞和正常细胞上表达的差异性及叶酸受体与叶酸和叶酸类似物结合的高特异性、高亲和性，通过叶酸受体的介导作用有望实现肿瘤的靶向性。另外，叶酸价廉易得，易于化学修饰，稳定性好，与药物结合后仍可保持与受体的高度亲和。因此，叶酸受体靶向制剂是目前抗肿瘤靶向给药研究的热点之一。

4. 甘草次酸受体介导靶向制剂

甘草是重要的传统中药，主要成分是甘草次酸和甘草酸。甘草次酸是甘草酸的水解产物，20世纪90年代初有学者证实大鼠肝细胞膜上含有甘草次酸及甘草酸结合位点。现代研究表明肝实质细胞表面有大量的甘草次酸受体，使甘草次酸有较强的肝靶向性和肝分布特征，为肝主动靶向制剂的研究提供了新思路。CHEN等采用薄膜分散法制备了甘草次酸表面修饰的奥沙利铂脂质体，动物体内组织分布结果显示，甘草次酸修饰的脂质体主要将奥沙利铂传递至肝组织，显示其肝靶向特性，结果显示用甘草次酸修饰脂质体具有明显地提高靶向性的优点。

5. 甘露糖受体介导的靶向制剂

近年来研究发现甘露糖受体在多种肿瘤组织中呈高密度表达，甘露糖受体能特异性识别携带有甘露糖、海藻糖、N-乙酰氨基葡萄糖等配体基团的内源性及外源物质。在肝纤维化时，肝星状细胞膜上的甘露糖球蛋白Ⅱ受体将会高度表达利用甘露糖与6-磷酸人血清白蛋白为载体修饰药物。因甘露糖球蛋白Ⅱ受体介导可特异地作用于肝星状细胞，结合物经溶酶体降解后释放药物，可起到肝靶向作用。

6. 脂蛋白受体介导的靶向制剂

脂蛋白是胆固醇和其他类脂成分传输内源性载体微粒，能避开网状内皮系统的识别。脂蛋白如乳糜微粒（CM）、极低密度脂蛋白（VLDL）、低密度脂蛋白（LDL）和高密度脂蛋白（HDL）等从循环系统清除需借助特殊受体，这些受体可识别其表面脱辅基蛋白乳糜粒残基和β-极低密度脂蛋白（β-VLDL），可很快为肝实质细胞上的受体残基接受。LDL主要经肝内特定的LDL受体清除，而某些类型的癌细胞显示较强的LDL摄取能力，细胞表面LDL受体的活性及数量在某些癌细胞高出正常细胞20倍以上。故用LDL荷载抗肝癌的药物，可大大提高对某些肝癌细胞的靶向性。

三、物理化学靶向制剂

（一）磁性靶向制剂

磁性靶向制剂（Magnetic Targeting Drug Delivery System，MTDDS）系指以磁性物质为载体，将磁性物质包裹于载药微粒中，在体外磁场的作用下，使载药微粒在体内定向移动、定位凝集，从而富集于病灶部位发挥疗效，从而实现靶向治疗；其体内靶向过程是血管内血流对微粒产生的作用力（血流的线性速率对磁性药物的力、血液流体内的压力、血液的黏性力等）和磁场对磁性载药微粒产生磁力的综合作用的结果，当磁场对磁性微粒的磁力大于动脉（10cm/s）或毛细血管（0.05cm/s）的线性血流速率时，微粒（粒径小于1μm）能滞留在靶部位。研究表明，当血流速率为0.55～0.1cm/s时，外加磁场为0.8T（8000Gs，1T=104Gs）时，可使含量20%（g/g）磁性载体全部滞留靶位。磁性靶向制剂目前主要有磁性微球、磁性微囊、磁性纳米粒、磁性脂质体、磁性乳剂等，其中较为常见的是磁性微球和磁性纳米粒，目前多作为抗肿瘤药物的靶向载体。如阿霉素与磁性Fe_3O_4纳米粒子负载于己内酯微球，结果表明获得的磁性复合微球具有良好的磁稳定性和较强的靶向性使得阿霉素到达特定的肿瘤部位，起到杀死癌细胞的作用

磁性靶向制剂最为突出的优点是：（1）在外加磁场的作用下靶部位能很快达到所需的药物浓度，而在其他部位的分布量相对减少，可减低用药剂量；（2）药物大部分局部起作用，减少了药物对人体正常组织的毒副作用特别是降低对脾、肝、肾等造血和排泄系统的损害；（3）在外加磁场作用下，可更

有效地避免单核-巨噬细胞系统的吞噬，把 RES 的干扰降到最低；（4）在磁场作用下能够超向聚集，成簇状形成纵向直线排列的短圆柱形链，在肿瘤组织微血管中引起栓塞，阻断肿瘤组织的血液供应，而导致肿瘤细胞死亡。

磁性靶向制剂主要由药物、磁性材料、载体材料及其他成分组成，常用的磁性纳米载体材料按化学组成可分为：（1）单质，如纯铁、钴等；（2）合金，如铁镍合金、铁铝合金；（3）氧化物，如 CoO、Fe_2O_3 磁粉、Fe_3O_4、磁赤铁矿（$\gamma-Fe_3O_2$）、赤铁矿（$\alpha-Fe_3O_2$）等；（4）混合磁性材料，如由铁（79%）、铬（10%）、碳（1%）、镁（9%）、硅（1%）或由钐（Sm）和钴（Co）组成。其中纳米 Fe_3O_4 磁性颗粒及其磁流体应用尤其广泛，它具有粒径小（一般在 10～20nm 之间），比表面积大，较高的磁导率和磁感应强的特点，具超顺磁性、毒性低，且经表面修饰改性后生物相容性更高。常用的载体材料有明胶、白蛋白、壳聚糖、聚乳酸、聚碳酸酯、卵磷脂、聚乙二醇、磷脂酰胆碱等

磁性靶向制剂制备方法可用一步法或两步法制备，一步法是在成微粒前处方中加入磁性物质，再按照相应的微粒制备方法包裹成球。两步法是先制成微球或纳米粒，再将微球或纳米粒磁化；或者先制备磁性高分子聚合物微粒，再共价结合或吸附药物。大黄素装载于脂质体的脂质双层中，同时将高性能的磁性氧化铁离子包裹于亲水性双层。制得的大黄素磁性脂质体纳米粒在低浓度（16μg/mL）时对人乳腺癌 MCF7 细胞的杀伤率比疏水性游离大黄素提高了 24.1%，并且在外加磁场时，该磁性脂质体在小鼠体内能得到有效蓄积，有助于降低大黄素的治疗剂量。

（二）热敏靶向制剂

温度作为一种内部刺激或外部刺激，是最常被研究的作为药物输送的刺激因素之一。热敏靶向制剂（Temperature-Sensitive Targeting Drug Delivery System）即通过外部热源对靶部位进行加热，使靶部位的温度稍高于周围未加热区域，载药微粒在环境热源的刺激下进而使载体中的药物在靶部位释放的一类制剂。热敏靶向制剂主要包括热敏脂质体，温度敏感型凝胶、热敏性聚合物胶束等。

脂质体的物理性质与介质温度有密切关系，当升高温度时脂质体双分子层中的疏水链可从有序排列变为无序排列，膜由“胶晶”态变为“液晶”态，其厚度减小，流动性增加，促进包封药物释放。通常发生这种转变时的温度称为相转变温度（Phase Transition Tmperature）。不同磷脂相变温度取决于其种类，一般酰基侧链越长相转变温度愈高；脂肪酸不饱和度增加、相转变温度降低；磷脂纯度越高相转变温度越窄。二棕榈酰磷脂酰胆碱的相转变温度为 41℃，二硬脂酰磷脂酰胆碱的相转变温度为 55℃，将不同比例的二棕榈

酰磷脂酰胆碱和二硬脂酰磷脂酰胆碱混合即可制得具有不同相转变温度的热敏脂质体。静脉注射后，于肿瘤部位红外照射至局部温度高于脂质体的相转变温度，即可引起此部位的脂质体释放药物达到温度敏感靶向递送的目的。

热敏性聚合物胶束含有热敏性嵌段聚合物，当环境温度发生改变时，它们的物理性质发生急剧变化，以响应温度的变化，从而破坏胶束的稳定并触发药物释放。用于制备热敏性聚合物胶束的最常用的热响应性聚合物是聚（N-异丙基丙烯酰胺，PNIPAM），其在水溶液中存在一个最低临界溶解温度；当温度低于最低临界溶解温度时，高分子中的亲水部分与水分子作用，由于氢键及范德华力的作用，高分子周围的水分子形成一种由氢键连接的溶剂化壳层，使高分子表现出一种伸展的线团结构，可形成高分子胶束；当温度高于最低临界溶解温度时，水分子和聚合物亲水部分之间的部分氢键被破坏，水分子被排除到聚合物链段外，聚合物链段疏水部分之间的相互作用增大，溶剂化壳层被破坏，胶束“核壳结构”变化，引发药物从芯核中析出。通过与其他单体的随机共聚，可以优化 PNIPAM 的最低临界溶解温度，以改善靶向性和药物释放。PNIPAM 最低临界溶液温度约 32℃，这类嵌段共聚物胶束进入人体为 37℃时胶束结构被破坏，释药速度太快。研究者通过引入亲水性单体二甲基丙烯酰胺（DMAM）调整共聚物的最低临界溶解温度，制得的 P（NIPAM-co-DMAAM）-b-PLA 共聚物在磷酸盐缓冲盐溶液中的最低临界溶解温度为 40℃。透析法包载阿霉素的载药胶束在生理条件下 37℃时 5 天只有 3％药物释放，而升高温度到 42.5℃时释药明显加快。

温度敏感型凝胶（简称温敏凝胶）是一种温度响应型的原位凝胶，其状态与温度密切相关，在室温条件下是流动性较好的液体状态。人体温度下变成半固体状态，并具有较好的黏附性。给药后，在病灶部位迅速发生溶胶-凝胶转变并黏附在给药部位。温敏凝胶这种状态的改变是因为制备温敏凝胶的材料中同时含有亲水性和疏水性基团，当外界温度发生变化时，这些基团与其他分子间的相互作用发生改变，影响凝胶内的网络结构，进而使之产生相变。常用温敏凝胶的材料一般分为人工合成和天然形成两类，人工合成材料包括泊洛沙姆类、聚 N-异丙基丙烯酰胺类、聚乙二醇-聚酯类等；天然形成材料有壳聚糖、纤维素类等。如在复方米诺环素奥硝唑温敏凝胶治疗慢性牙周炎的应用中，王莉等将其与使用米诺环素软膏治疗的对照组相比较，结果显示复方米诺环素奥硝唑温敏凝胶治疗的有效率为 95.45％，显著高于对照组的 83.33％。

（三）pH 敏感靶向制剂

疾病状态会改变病变部位的 pH，以肿瘤组织为例：肿瘤组织无氧糖酵解过程显著增强，产生丙酮酸等导致细胞间质 pH 值降低；故实体瘤细胞外的

pH 为 6.5，明显低于生理 pH7.4；另外，消化道的不同部位也呈现不同的 pH 范围（胃液 pH1.5～3.5，小肠液 pH5.5～6.8，结肠液 pH7～8）。pH 敏感靶向制剂即利用病变部位和正常组织 pH 差异选择适宜的载体材料将药物选择性地靶向到特定的靶部位的一类制剂。常见的 pH 敏感靶向制剂主要包括 pH 敏感脂质体、pH 敏感结肠给药制剂和 pH 敏感聚合物胶束。

1. pH 敏感脂质体

pH 敏感脂质体将 pH 敏感多肽或 pH 敏感多聚物引入传统脂质体中加以修饰，使其在中性环境中保持稳定结构，有效包封运载药物，而在酸性环境中改变其自身构象发生裂解，释放药物，达到提高药效的目的。常见的 pH 敏感型脂质体构建有两种途径。第一种途径主要采用低 pH 值插入肽（pH Low Insert Peptide，pHLIP），也称为镰刀菌肽（Ffusogenicpeptide），如谷氨酸-丙氨酸-亮氨酸-丙氨酸（GALA）。在血液和正常体液 pH 环境下，GALA 以水溶性单体存在，确保脂质体不会与细胞融合（pH7.4）；而在酸性 pH 条件下，这种短肽转变为疏水性螺旋状结构，插入膜中介导脂质体与细胞膜融合，在胞内释放药物或基因以达到提高细胞摄取率的目的。第二种途径通过在脂质体膜内插入某些特殊结构分子，使脂质体具备对环境 pH 值变化刺激响应的能力，在低 pH 环境中触发自身构象改变，从而崩解释放内容物。此途径常用的磷脂分子包括磷脂酰乙醇胺（Phosphatidyl Eethanolamine，PE）及其化合物。如二油酰磷脂酰乙醇胺（DOPE）分散于水中可形成反六角相结构（磷脂头基朝内，碳链朝外），但在 pH 中性时加入胆固醇半琥珀酸酯，其酸性基团可增加磷脂分子间斥力，形成脂质体双层膜结构。在酸性条件下，胆固醇半琥珀酸羧基质子化，磷脂分子间斥力消失，DOPE 转相形成反六角相结构，释放药物，实现 pH 敏感递药。

2. pH 敏感型结肠给药制剂

人体内胃肠道的 pH 是逐渐递增的，胃液 1.5～3.5，十二指肠约为 6，小肠 5.5～6.8，盲肠 6.8～7.3，从升结肠到降结肠 pH 从 6.4 升至 7.0。结肠部位的 pH 相对较高，选择合适的 pH 敏感材料是 pH 敏感型结肠给药制剂定位释放的主要因素。常用 pH 敏感材料主要为丙烯酸树脂（Eudragit L、EudragitRS 和 EudragitS 等）醋酸纤维素酞酸酯、羟丙甲纤维素酞酸酯等。最常用的制备方法为采用这些材料包衣。

3. pH 敏感聚合物胶束

基于肿瘤酸性微环境的生理特点，通常将 pH 敏感型聚合物胶束设计为靶向肿瘤细胞外液的酸敏感胶束和靶向肿瘤细胞内细胞器的酸敏感胶束。主要有以下两种方法：(1) 基于质子化/去质子化机制，在聚合物链上引入可质子化的基团。(2) 在聚合物链段之间或聚合物与药物之间引入酸敏感的化学连接臂。常见的质子化功能基团包括氨基、咪唑基、磺酸基和羧基等。这类聚合物胶束在到达酸性的靶部位时，聚合物将接受质子，致使胶束结构不稳定，或沉淀/聚集或解聚，从而使其包载的药物达到靶向性的快速释放。酸敏感连接臂是指在碱性或者中性条件下可以稳定存在，在弱酸性条件下能够较快水解的分子或基团，包括亚胺键、酰肼键、腙键、顺乌头酰胺、二甲基马来酰胺、醚键、原酸酯、聚缩醛（酮）等。酸敏感连接臂桥联聚合物亲水链段和疏水链段，在低 pH 条件下酸敏感键断裂，亲水链段和疏水链段分离，胶束变得不稳定，从而释放药物。

（四）栓塞靶向制剂

近年来，随着微创介入技术的快速发展，经动脉栓塞术（TAE）逐渐成为一种备受青睐的治疗手段。基本原理是通过外科介入术借助动脉插入的导管将含药栓塞制剂输入靶组织，使肿瘤血管闭锁，阻断靶区（肿瘤）的血供和营养，起到栓塞和靶向化疗的双重作用，这种治疗方法也称为栓塞化疗。药物在栓塞部位缓慢释放，在肿瘤组织中维持较长时间的高浓度，提高化疗药物的疗效，降低对全身的毒副作用。栓塞靶向主要有栓塞微球和复乳；其中栓塞微球最为常见，粒径为 40～200μm。

栓塞微球的载体材料主要有两类：可生物降解类，包括白蛋白、明胶、淀粉及其衍生物、聚乳酸、葡聚糖等，此类材料制备的微球在体内的降解时间从数小时到数周不等，因其可生物降解，所以适用于反复栓塞的病例。不可生物降解类，包括乙基纤维素、聚乙烯醇，此类微球用于手术前辅助栓塞和永久性栓塞。

根据栓塞微球的作用机制可分为空白栓塞微球和载药栓塞微球，适用于良性肿瘤。对于载药微球而言，其作用机制除进行物理栓塞外，还会因其负载化疗药物，可靶向作用于病变部位。当微导管将载药栓塞微球注入肿瘤供血动脉，在阻断肿瘤的营养供给时，栓塞微球中药物也同时缓慢持续释放，使得抗癌药物能直接作用于肿瘤部位加速肿瘤细胞坏死。

（五）超声触发靶向制剂

超声触发靶向制剂是指具有超声响应的药物载体到达靶部位后，在不同强度的超声辐照下，药物载体发生收缩、振荡、膨胀或破坏，导致药物释放。同时其产生的微流和辐射力可使致密结缔组织及细胞膜等坚固屏障形成小孔，使更多的药物进入靶部位，从而显著提高药物疗效。超声触发靶向制剂在超声辐照下促进药物高效进入靶部位的机理包括空化效应、声孔效应、热效应、机械效应等。

1. 空化效应

药物载体中含有大量气体或可汽化组分时（如微泡），其所形成的微气泡在超声作用下发生振荡、膨胀、收缩和坍塌等动力学过程，称为超声空化效应。在低振幅超声场作用下，微气泡沿平衡半径稳定振荡，产生稳态空化。微气泡振荡过程中并未破坏，但在其周围形成微流液体。这些微流产生的剪切力，可促进所载药物释放，同时在细胞膜上形成短暂的开口，药物随后流入细胞。当超声强度足够大时，微气泡以不稳定的方式振荡，膨胀到超过其临界尺寸后，坍缩成更小的微气泡，产生瞬态空化。坍塌导致药物载体结构破坏释放药物，同时会产生冲击波和微射流，使血管内皮细胞间隙增大，细胞膜通透性增加，将药物推向靶部位。

2. *声孔效应*

在超声辐照作用下，产生的微射流、冲击波等会导致细胞膜表面会出现可逆孔道。该孔道直径约 5nm，能持续几秒钟，允许分子量小于 3000 kDa 的物质通过细胞膜。

当声波通过人体组织传播时，由于吸收和散射作用超声能量转换为热能，导致组织温度升高，即为热效应。超声波频率越高，热效应越显著。当药物载体中含有温敏材料时（如温敏脂质体），在热效应作用下载体结构发生变化，导致药物释放加速，实现靶组织药物高浓度的目的。

药物载体在超声辐照作用下，进行高频振动，由此产生巨大的加速度（可达重力加速度的几万到几十万倍），导致其力学结构发生变化，最终降解。嵌段共聚物的机械效应研究最为广泛。在机械效应作用下，聚合物降解，胶束破坏，导致药物释放；研究者将普朗尼克 P123/F127 包封姜黄素制备的聚合物胶束，姜黄素可通过聚焦超声直接渗透，达到超声触发药物释放的目的。与游离姜黄素相比，负载姜黄素的 P123/F127 混合胶束显示出更长的循环时间以及细胞摄取的增加，这是由于在超声波声孔效应作用下，肿瘤区域的通透性增强和胶束在辐照肿瘤细胞中的穿透性增加所致。

（六）光动力疗法

光动力疗法（Photodynamic Therapy，PDT）是一种现代的非入侵性疗法，与传统治疗方法相比，具有对正常组织损伤较小、生物安全性较高，且仅在肿瘤病灶区域表现出高摄取信号，近年逐渐受到关注。其作用原理为特定波长的激光激发肿瘤部位的光敏剂，在体内通过一系列光反应产生具有很强反应活性的单线态氧（singlet oxygen，$^1O_2$），进而与肿瘤细胞内的生物大分子发生氧化反应，杀死肿瘤细胞，封闭肿瘤微血管，使其凋亡、缺血性坏死，且不易产生化疗药物的耐药效应，达到无痛无痕的局部微创疗法。PDT 主要包含三要素：PS、光源和氧。1993 年，第一代光敏剂首次用于临床试验，包括血卟啉衍生物（Hematoporphyrin Dderivatives，HpD）、卟吩姆钠，这类光敏剂较难激发，在极性溶剂中的溶解度很低，单线态氧产率也较低，需延长光刺激才能达到效果。因此，第二代光敏剂的开发克服了第一代光敏剂的缺陷，其激发波长通常大于600nm，单线态氧的产率更高。如替莫泊芬、塔拉泊芬钠、5-ALA、硼卟啉（boronated porphyrins，BOPP）等。第二代光敏剂面临的主要问题是缺乏靶向性，光照后全身性的不良反应大，因此第三代光敏剂则是在第二代光敏剂的基础上通过PS与修饰物（如纳米粒和抗体）的结合来提高PS对肿瘤的靶向性。光源作为PDT的三大要素之一，其发光波长、辐照方式以及剂量直接决定PDT的选择性和疗效。发光二极管和激光器是目前临床应用最为广泛的光源。

第三节 靶向制剂的评价

一、药动学法

药动学法：经典方法是药动学实验，考察药物的组织器官分布情况。由于靶向制剂在不同器官、组织中的到达、滞留和药物释放的时间不同，一般按预定的给药途径将靶向制剂给药后，于不同的时间点处死动物，取血并剖取脏器组织，匀浆，提取血液或组织匀浆中的药物，测定其含量据此绘制血液及不同组织中的药物浓度-时间曲线，进行动力学处理。以同剂量非靶向制剂作对照，评价靶向制剂在动物体内的分布。主要评价指标有以下4个：

（一）相对摄取率（Relative Exposure，r_e）

相对摄取率，也称平均时间相对药物蓄积量

$$r_e = \frac{(AUC_i)_p}{(AUC_i)_s} \qquad (10-1)$$

式中，AUC_i 为第 i 个靶部位(可以是器官、组织、细胞、细胞器)药物浓度-时间曲线面积，下标 p 和 s 分别表示靶向制剂和普通制剂。相对摄取率代表了不同制剂对同一组织或器官的选择性。$r_e > 1$ 表示药物制剂在该器官或组织有靶向性，愈大靶向效果愈好；$r_e \leq 1$ 表示无靶向性。相对摄取率只能对两种不同给药制剂在同一组织中的相对量给出比较，但是对靶向制剂在靶部位、非靶部位的药物分布情况，没有给出任何的信息，这些信息可以通过靶向效率 t_e 来获得。

（二）靶向效率（Targeting Efficiency，t_e）

$$t_e = \frac{(AUC)_{靶}}{(AUC)_{非靶}} \qquad (10-2)$$

式中，AUC 为某组织或器官的药物浓度-时间曲线下面积；$t_e>1$ 表示药物制剂对靶器官比某非靶器官有选择性，t_e 值愈大，选择性愈强；靶向制剂的 t_e 值与普通制剂的 t_e 值相比，说明药物靶向制剂靶向性增强的倍数。如果非靶组织有多个，总靶向效率为 T_e。

$$T_e=\frac{(AUC)_{靶}}{\sum_{i=}^{n}(AUC)_i} \tag{10-3}$$

式中，$\sum_{i=1}^{n}(AUC)_i$ 为包括靶组织在内的全部组织的药物浓度-时间曲线下面积之和。

（三）峰浓度比（C_e）

峰浓度比，也称靶向指数。

$$C_e=\frac{(C_{\max})_p}{(C_{\max})_s} \tag{10-4}$$

式中，C 为峰浓度，下标 p 和 s 分别表示靶向制剂及普通制剂。C_e 值也反映了不同制剂对同一组织或器官的选择性。每个组织或器官中的 C_e 值表明药物制剂改变药物分布的效果，C_e 值愈大，表明改变药物分布的效果愈明显。而在靶器官和非靶器官的靶向指数公式为：

$$C_e=\frac{C_{靶}}{C_{非靶}} \tag{10-5}$$

（四）分别效率（r_{te}）

$$r_{t_e}=\frac{(t_e)_A}{(t_e)_B} \tag{10-6}$$

用于比较 A、B 两种不同制剂在同一器官或组织靶向差异性。

二、药效学法

药效是靶向制剂的关键质量属性，药物制备成靶向制剂的前提是能够保证更有效的治疗效果，同时减少不良反应，故药效测定是评价靶向制剂靶向性的重要环节。抗肿瘤类靶向制剂的测定方法有比色法、磺酰罗丹明 B 比色法、集落形成法、台盼兰染色法、体内实验法等。其中体内实验法较为常见，动物病理模型可以提供相似的病变生物学特性，为所测药物动力学指标的可靠性提供了保障，而理想的病理模型是验证靶向制剂的靶向性和药效学的关键。肝靶向的病理模型有 SD 大鼠移植性肝癌动物模型、BALB/c 裸鼠抑制瘤模型、LacBSA 致小鼠免疫性肝损伤动物模型等。通过测量瘤径等方式，动态观察受试物种抗肿瘤效应。

三、活体成像技术

靶向制剂是通过载体使药物选择性地富集于病变部位的给药系统，通过以上所述的各种评价手段只能是通过各种数据提供药物富集于靶部位的信息而不能给出直观的实验结果。随着现代生物药剂学、药动学的发展，以及细胞生物学、分子生物学技术的引入，用于体内药物靶向研究的评价手段日益增加。靶向的评价方法分为多个层次，从细胞、组织直至整体动物水平的研究。传统的动物实验方法需要在不同的时间点处死动物以获得数据，综合不同时间点的动物数据进行评价，不能反映同一制剂在单个受试动物中的动态变化过程，且工作量较大。1999 年，美国哈佛大学的 Weissleder 等人提出了分子影像学（Molecularimaging）的概念，即对活体状态下的生物过程进行细胞和分子水平的定性和定量研究。分子影像技术使活体动物体内成像成为可能，可以长时间跟踪同一研究个体进行成像，避免了传统动物实验方法中的个体差异带来的试验结果的影响，也大大地节约了动物用量，降低了实验成本和劳动强度。活体成像技术已广泛应用于评价靶向制剂的体内分布。活体成像技术主要分为可见光成像（Opticalimaging）、核素成像（Radio Nuclear Maging）、磁共振成像（Magnetic Resonance Imaging，MRI）、超声成像（Ultrasound）和计算机断层摄影成像（Computed Tomography，CT）五大类。

（一）可见光成像

可见光成像是目前实验研究最为常用的活体动物成像技术，是一种非侵入性成像技术。可以通过生物发光与荧光两种技术实现。生物发光是用荧光素酶基因标记细胞或 DNA 以表达荧光素酶，当外源给予其底物荧光素，即可在几分钟内产生发光现象。而催化荧光素的反应只有在活细胞内有 ATP 和氧气存在下才会发光。荧光技术则采用荧光报告基团（GFP、RFP、Cv5 及 Cv7 等）进行标记形成体内的荧光光源。利用光学检测设备对活体内的荧光信号进行实时、原位检测，可监控细胞的动态变化、基因的实时表达、药物体内递送等进行长期观测，已广泛应用于生命科学、医学研究及药物研发等领域。

（二）核素成像

核素成像技术主要通过放射性核素标记药物或载体，进入活体后，从体外检测放射性核素衰变放出的 γ 射线，从而构成放射性核素在体内分布密度的图像。核素成像包括单光子发射计算机断层显像（Single-Photon Emission Computed Tomography，SPECT）和正电子发射计算机断层显像（Positron Emission Tomography，PET）两大类。SPECT 以 $^{99m}T_c$ 为最常用的放射性核素，因为其半衰期较短（6.02 小时），所发射的 γ 射线能量低副作用小。PET 利用 ^{11}C、^{14}N、^{15}O 及 ^{18}F 等核素衰变时发出正电子，正电子与活体内大量存在的电子发生中和反应，并发出两个方向相反光子，通过计算机对这些光子进行处理后重建图像。

（三）磁共振成像

MRI 的工作原理是原子核的磁共振原理，主要利用了物质的原子核在射频磁场下产生的磁共振成像，通过捕获并处理这些共振信号从而对物质进行成像的一种技术。相对于核素成像及光学成像而言，磁共振成像的优势在于较高的分辨率（μm 级），同时也可获得解剖及生理信息，但是磁共振成像的敏感性较低，比核素成像低几个数量级。

（四）超声成像

20 世纪 50 年代面世以来，历经长足的发展现已成为医学影像学科的主要诊断技术之一。主要利用超声探头发出的高频超声波经过人体组织时，不同的器官和组织对超声具有不同程度的声阻，因而返回的超声信号也不同，根据返回的超声信号进行处理以获得体内器官的图像。也可以利用超声微泡造影剂显著增强超声背向散射强度，得到更清晰的图像。

（五）CT 成像

CT 利用人体不同部位的组织对 X 射线的吸收有差异，导致透过人体的 X 射线具有不同程度的衰减，利用探测器将经过衰减的 X 射线转变为可见光，再将光信号转变成电信号输入电子计算机，获取人体的二维或者三维解剖影像。CT 扫描速度快，组织分辨率高，常用于结构成像。近年来，CT 成像与 PET 或 SPECT 的结合，由于结合了功能成像和结构成像两个方面的优点，能够实现更好地鉴别和定位。

（六）激光扫描共聚焦显微镜

激光扫描共聚焦显微镜（Confocal Laser Scanning Microscope，CLSM）可用于实时观测在细胞水平的释药行为，以评价靶向制剂的靶向性。生活状态下的细胞以质膜的方式将大分子摄入细胞内，并由此引发相关界膜小泡的生成、融合、转运及分拣等一系列连续过程，是靶向给药系统与相应靶细胞作用内化的一种最为基本而又十分重要的模式。

案 例

紫杉醇（Paclitaxel，PTX）是一种从短叶红豆杉中分离得到的三环二萜类化合物，是第一个获得美国 FDA 批准的来自天然植物的化学药物，具有良好的抗肿瘤活性，被广泛用于乳腺癌、卵巢癌、非小细胞肺癌（NSCLC）等治疗。百时美施贵宝公司的紫杉醇注射液（Taxol，泰素）于 1992 年 12 月获批上市以来，已成为举世瞩目的重磅药物，泰素（Taxol）是将其溶解在由聚氧乙烯蓖麻油（cremophorEL）与无水乙醇 1∶1（v/v）混合的溶液中，但高浓度的 cremophor EL 会产生明显的不良反应，包括神经毒性和严重的过敏反应。Taxol 易产生耐药性，血药浓度维持时间短，无靶向性，在肿瘤组织中的浓度低等缺点，这都为紫杉醇的后续开发提供了广阔的空间。肿瘤细胞在增殖的过程中，需要大量摄取白蛋白来满足自身需要，根据肿瘤细胞的这一性质，白蛋白成了药物载体的一个新的研究方向。白蛋白纳米粒技术由美籍华人黄馨祥（Patrick Soon-Shiong）开发，利用均质时的气穴空化作用，使白蛋白的游离巯基交联形成二硫键，在白蛋白彼此交联的过程中将药物包裹在纳米粒内部。紫杉醇白蛋白纳米药物 ABI-007（Abraxane）以蛋白质纳米药物递送系统为基础，将紫杉醇负载到人血清白蛋白（HSA）上，自组装形成白蛋白-紫杉醇纳米药物颗粒，紫杉醇白蛋白纳米粒（Abraxane）的载药量相比于 Taxol 提高了 50%，且能高效地进入癌细胞内部。该药已被 FDA 批准用于治疗乳腺癌和 NSCLC，并已被证明比原来的单分子形式紫杉醇更有效。癌症又称恶性肿瘤，其形成与发展是由多种因素共同导致的，具有细胞分化和增殖异常、生长失去控制、浸润性、转移性以及多药耐药性等特点，严重威胁人类的健康，作为药学工作者我们应坚定自己的从业信心和从业使命感为健康中国建设添砖加瓦。

思考题

1. 影响主动靶向制剂靶向机制及主动靶向制剂药效的关键词因素有哪些？
2. 简述目前常用哪些方法来评价靶向制剂的靶向性？

参考文献

[1] 潘卫三，杨星钢．工业药剂学［M］．北京：中国医药科技出版社，2021

[2] 周建芬，陆伟跃．用于肿瘤靶向治疗的前体药物研究进展［J］．中国医药工业杂志，2021，52（05）：583－598.

[3] 韩天娇，胡玉玺，付宏征．高分子前药的研究进展［J］．中国药科大学学报，2019，50（04）：397－404.

[4] 裴泽荣，李凤云，龚珈，等．中药抗肿瘤活性成分纳米递送系统的研究进展［J］．中草药，2021，52（24）：7658－7667.

[5] Johnsen KB，Burkhart A，Thomsen LB，et al. Targeting the transferrin receptor for brain drug delivery［J］. Prog Neurobiol. 2019；181：101665.

[6] Vangijzegem T, Stanicki D, Laurent S. Magnetic iron oxide nanoparticles for drug delivery: applications and characteristics [J] . Expert Opin Drug Deliv. 2019; 16 (1): 69－78.

[7] Carron PM, Crowley A, O'Shea D, et al. Targeting the Folate Receptor: Improving Efficacy in [J] . Inorganic Medicinal Chemistry. Curr Med Chem. 2018; 25 (23): 2675－2708.

[8] Matsumoto K, Kimura SI, Itai S, et al. In vivo temperature-sensitive drug release system trigged by cooling using low-melting-point microcrystalline wax [J] . J Control Release. 2019; 303: 281－288

[9] 赵红诚，王栎清，李青芸，等. 光敏剂在胶质母细胞瘤光动力治疗中的研究进展 [J] . 药学学报，2022，57 (06): 1750－1757.

[10] 孙悦，刘倩，杨化新. 抗肿瘤类靶向制剂靶向性评价方法研究进展 [J] . 中国新药杂志，2017，26 (07): 755－763.

[11] Qin J, Yang L, Sheng X, et al. Antitumor effects of brucine immunenanopartic l-es on hepatocellular carcinoma in vivo [J] . Oncol Lett. 2018; 15 (5): 6137－6146.